名老中医

梁江 苏强 卢云 主编

吴正石

医案选

吴正石 主审

全国百佳图书出版单位

中国中医药出版社

·北 京·

图书在版编目（CIP）数据

名老中医吴正石医案选 / 梁江，苏强，卢云主编 . --
北京 : 中国中医药出版社，2024.4
　ISBN 978-7-5132-8684-8

　Ⅰ . ①名… Ⅱ . ①梁… ②苏… ③卢… Ⅲ . ①医案—
汇编—中国—现代 Ⅳ . ① R249.7

　中国国家版本馆 CIP 数据核字 (2024) 第 056149 号

中国中医药出版社出版
北京经济技术开发区科创十三街 31 号院二区 8 号楼
邮政编码　100176
传真　010-64405721
山东临沂新华印刷物流集团有限责任公司印刷
各地新华书店经销

开本 880×1230　1/32　印张 9.5　彩插 0.5　字数 204 千字
2024 年 4 月第 1 版　2024 年 4 月第 1 次印刷
书号　ISBN 978 - 7 - 5132 - 8684 - 8

定价　58.00 元
网址　www.cptcm.com

服 务 热 线　010-64405510
购 书 热 线　010-89535836
维 权 打 假　010-64405753

微信服务号　zgzyycbs
微商城网址　https : //kdt.im/LIdUGr
官 方 微 博　http : //e.weibo.com/cptcm
天猫旗舰店网址　https : //zgzyycbs.tmall.com

编委会名单

资助项目

国家中医药管理局2022年全国名老中医药专家传承工作室建设项目：吴正石全国名老中医药专家传承工作室

贵州省"十四五"中医药、民族医药重点学科建设规划［重点培育学科：中医痹病学；编号：QZYYZDXK（PY）-2021-04］

第四批贵州省中医名医传承指导老师和继承人工作项目

2016年贵州省"千"层次创新人才培养计划

贵州省科技计划项目［黔科合基础-ZK（2022）一般473］

贵阳市科技计划项目［筑科合同（2022）-4-3号］

国家自然科学基金［地区科学基金项目；编号82360988］

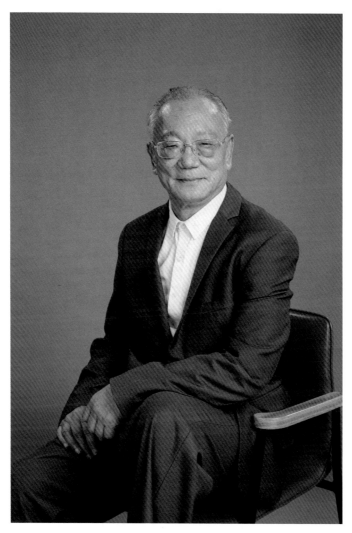

图 1　吴正石教授

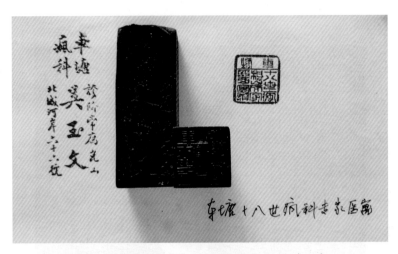

图 2　吴正石老先生家父吴玉文行医时所用个人章

［左：车塘疯科 诊所常寓（同"寓"）昆山北城河岸六十六号 吴玉文；

右：车塘十八世疯科专家医寓］

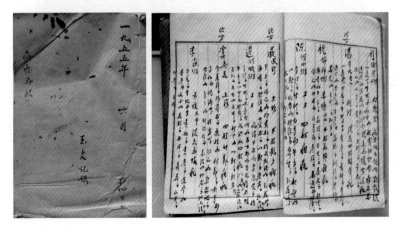

图3、图4　吴正石老先生家父吴玉文行医时留存病历存根（1955年6月）

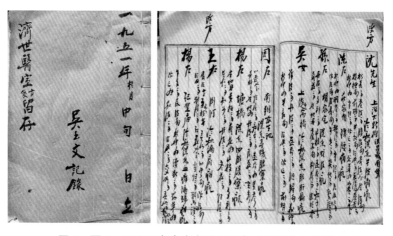

图 5、图 6　吴正石老先生家父吴玉文行医时处方存根

（1951 年 济世医室处方留存）

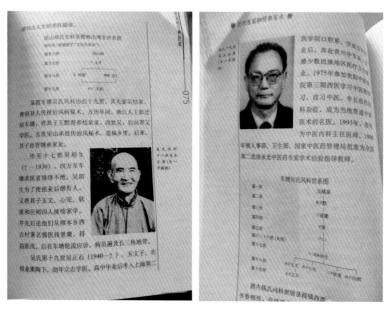

图 7、图 8　《昆山民族民间文化精粹·中医卷 历代医家和经典医术·昆山

名医》P75 ～ 76 对"吴氏风科"历史渊源介绍及世系图的记载

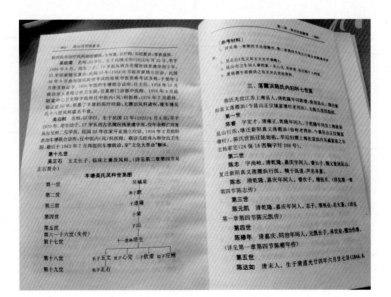

图9、图10 《昆山历代医家录》P300～303 对"车塘吴氏十九世医"的介绍

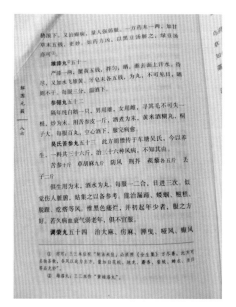

图 11　明·沈之问《解围元薮》P86 对吴氏家传方吴氏苦参丸的记载

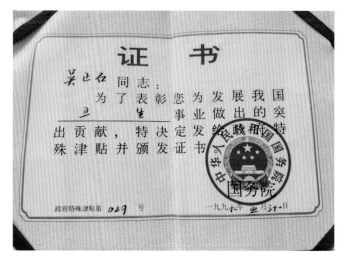

图 12　吴正石教授享受国务院特殊津贴证书

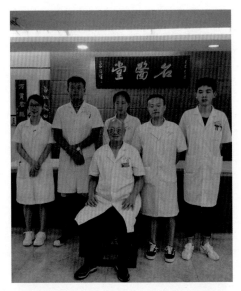

图 13 吴正石教授和工作室成员合影

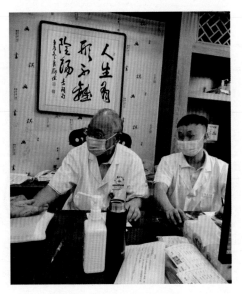

图 14 吴正石教授出诊照片

● 序

2023年底，吴正石老医师嘱托我为他即将出版的中医专著《名老中医吴正石医案选》做序，退休后久不操觚的心突然兴奋起来。

与正石老医师交往，是20世纪90年代，那时吴老是贵州省政协医卫界驻毕节地区委员，我是贵州省政协毕节地区工作委员会文卫体工作处工作人员。在频繁的交往和为政协委员服务的过程中，我们便成了忘年之交。在工作往来中我把吴老当作良师益友，在工作以外，则将吴老尊为长辈，见面以老师相称。我知道这是在交往和对他的所见所闻中自己被其精湛的医术和医德所感佩，长时间受其濡染的结果。

正石老医师给我讲他的身世，讲他出生于江苏昆山车塘吴氏中医世家，他的祖先早就是蜚声江南的开宗立派名医，先辈们一代接一代创造了誉满乡党、跻身华夏的医家业绩，到他这一代已传承了十九代。车塘吴氏融贯了江南温病学派和麻风专著《解围元薮》《疯门全书》的辨证特色，自成一派，独创"吴氏风科"。吴老自幼受家学熏陶，继承了精良的医术和医家割股大德，更重要的是继承了先辈们在杏林中独辟蹊径的创新精神。吴老在饱渍家传后又不满足于家学，上下求索，先后就读于上海第二医学院六年制本科口腔医学专业，贵阳中医学院西学中班，贵阳中医学院中医研究生班。经这样系统、正规的刻苦求学，吴老修炼成了一位学贯中西的医药名师。

1996 年，国家卫生部、人事部、中医药管理局批准吴老为第二批全国老中医药专家学术经验继承工作指导老师。1999 年，吴老获得国务院政府特殊津贴。在我和他的闲谈中，他平平淡淡地把这件事告诉了我。我一方面为他创造的骄人业绩而欣喜，另一方面也为他誉播中华而淡定如常的风度所倾倒。从那时起，我就劝吴老整理医案，以资来者参悟，同时向吴老表示，凭我在做的文史资料编辑工作，能助其一臂之力，然而，吴老只是莞尔置之。而今，吴老终于要整理医案，传之后起了。时隔三十年之久，吴老想必是要让这些医案窖藏到尽善尽美，打磨得珠圆玉润，百炼钢成绕指柔，一开卷便惊世骇俗。吴老嘱我为之写序，就姑且将此寸丹之念，当作近三十年来那莞尔一置的注释吧。

2022 年，吴老的《吴正石临证中药点评》面世，今年又将出版《名老中医吴正石医案选》，如果说前者是在古人用药的基础上对中药使用做更深入的探索，那么，后者就是具有自己独创性的医疗实践和成果了。后者是吴老从医50 多年的经验总结，当打开这本书时你会觉得每页都可圈可点。吴老 50 多年来治好的患者不计其数，医治的各种疑难杂症更是不胜枚举，这本《名老中医吴正石医案选》仅是选取了其医案中的九牛一毛，书中所选医案时间跨度达 50 年，具有系统性、经典性、可借鉴性和极高的中医理论价值及突出的治愈效果。从所选医案看，近 10 年的占了九成。纵览自古中医药之集大成者，如张仲景、孙思邈、李时珍等先辈，都是经几十年的医学实践，用心记录从医历程，到老年时才得集小成而聚大成。吴老今已八十又三之春秋，于时代提倡守正创新之际，整理医案以传承中医之源脉和吴氏医宗精髓，这是国之幸事，也是中华传统医药之幸事，更是天下苍生之幸事。

激动之余，语无伦次，随心而言，率意所发；卑之无甚高论，姑且以此絮叨推介，但愿可资为序。

叶章龙
2024 年初春草于贵阳

编写说明

　　吴正石老先生是我国现代中医风科（吴氏风科）发展史上的杰出代表人物，其所著的《吴正石临证中药点评》一书，对临证使用中药具有重要的指导和借鉴意义，该书一经出版，就受到了广大中医药爱好者的赞誉。关于吴老先生学术思想及临床医案的论文已经发表了很多，但是目前尚未见到较为全面、系统、详尽地研究和论述吴正石老先生学术思想以及诊疗经验的专著。

　　吴老先生在学术方面最大的成就，在于承上启下、开拓创新、衷中参西，堪称当代中医内（风）科的集大成者，其医德医风及医学修养更是吾辈之楷模。他一方面继承了融汇江南温病学派和麻风专著《解围元薮》辨证特色的中医世家昆山车塘"吴氏风科"的治疗思想与方法，另一方面又在我国顶尖医学院校学习了西医学知识。吴老先生善于归纳总结，包罗各家所长，勇于开拓创新，针对两种科学做到去粗取精，形成了独有的学术思想：饮食忌发物，调护重睡眠；扶正首重疏肝健脾养阴，祛邪不忘祛湿疏风清热；与时俱进看待西医，兼容并蓄用好草药；学好经方不忘本，积极尝试风科思路。最终形成了现代"吴氏风科"独特的临床指导思想，极大地推动了中医内（风）科的发展。

本书主要汇集了吴正石老先生在中医临床实践中的珍贵经验和智慧。在本书编写过程中，我们参考了昆山志、昆山历代医家录、当代名老中医图集、名方名录以及相关文献、吴老先生门诊跟师医师所提供的医案、部分医论医话，将历史、文献、理论研究及医案、医话医论有机结合，对吴正石老先生的从医之路、学术思想、专病论治、方药心法等进行了全面且系统的疏理和论述，力求全面客观、真实严谨地呈现吴老这位"吴氏风科"第十九代传人的医学人生及学术渊源、经验传承与特色。吴老的医学生涯跨越了半个多世纪，创造了无数医学奇迹。他不仅是一位执着于中医传统的医师，还是一位勇于创新、探索中西医结合之道的先驱。本书旨在传承和弘扬他的医学理念，为广大中医读者尤其是中医学界的后学们，提供一份宝贵的学术财富。

书中大部分医案取自吴老先生在贵州中医药大学第一附属医院、贵州中医药大学第二附属医院、贵黔国际总医院及德昌祥国药馆坐诊时的医案，少部分是既往典型医案的整理。我们深入研究了吴老的众多医案，每个医案都是对特定病证深入细致的探讨。书中医案所涉及的病种广泛，以风科为主，也兼及其他内科常见病及疑难杂症，这些医案无不展现了吴老对中医理论精深的理解和高超的临床技艺。通过对这些医案的学习，读者不仅能够领略传统中医的独特魅力，还能深刻理解中医与西医学结合的可能性与实践价值。除了医案分析，本书还特别收录了吴老关于中医学术思想的论述以及他在临床实践中的心得体会。这些内容不仅对医学专业人士有着重要的参考价值，也为广大对中医感兴趣的读者提供了深入了解中医文化和哲学的机会。

在此，我们要对所有支持和帮助本书出版的人士表示衷心的感谢。感谢吴老家属对我们工作的大力支持，感谢所有参与编写、审校和设计的同仁们的辛勤工作。最后，我们希望这本书能够激发更多人对中医的兴趣和热爱，同时为中医的传承与发展做出贡献。

愿吴老的智慧与精神，通过这本书照亮更多中医学生的道路。

《名老中医吴正石医案选》编委会

2024 年 1 月

目　录

第一部分　从医之路

第二部分　学术思想

第三部分 专病论治

第四部分　《解围元薮》探讨

第五部分　医论医话

第一部分

从医之路

　　吴正石（1940—），男，主任医师，贵州中医药大学风湿血液科特聘顾问，第四批贵州省中医名医传承指导老师，第二批全国老中医药专家学术经验继承工作指导老师，国家中医药管理局2022年全国名老中医药专家传承工作室建设项目指导老师，享受国务院政府特殊津贴。吴正石出生于融汇江南温病学派和麻风专著《解围元薮》辨证特色的中医世家昆山车塘"吴氏风科"，自幼受其父江苏名医吴玉文家学影响，本科及研究生阶段先后毕业于上海第二医学院（现上海交通大学医学院）及贵阳中医学院（现贵州中医药大学），受袁家玑等老师亲传，从事中医临床工作50余年，在中医内科、儿科、妇科，特别是风湿病、皮肤病等疑难杂病方面颇有心得，发表论文数篇，出版专著《吴正石临证中药点评》。

一、时代背景

　　吴正石出生于1940年，其成长受到诸多社会因素的影响，并离不开特定历史条件下的政治、经济、文化、科技等外在因素。

（一）社会形势对中医内科的发展产生了复杂影响

1. 战争破坏了中医内科的发展环境

民国后期，国内战事不断，战火蔓延，社会动荡，经济凋敝。随着日军侵华和国共内战的不断扩大，中国的医疗卫生事业遭到了破坏。据统计，抗日战争期间，日军的轰炸及扫荡导致大量医院及医学院遭到破坏，医学教育及医学发展严重受阻。内战时期，国统区的医疗卫生事业几乎完全崩溃。连年战乱对中医内科的正常发展造成严重负面影响。大量医院及医学院被毁，医学教育与人才培养遭受破坏，内科专业教学与临床实践艰难进行。同时由于战事频发，伤员激增，医疗资源严重短缺，药材匮乏，内科疾病难以得到系统有效的诊治，医患关系紧张。由于战争的破坏，中医内科理论研究与学科建设严重落后。这些都严重阻碍了中医内科事业的发展。

2. 新中国成立后，政府重视中医内科事业发展

新中国成立后，在中国共产党的领导下，国家实现统一，社会进入相对稳定时期，国民经济逐步恢复和发展。在此背景下，国家高度重视医疗卫生事业的恢复和发展。中共中央书记处在关于卫生工作的决定中明确指出："要把中医和西医摆在同等重要的地位。一方面，中医药是我国医疗卫生事业所独具的特点和优势，中医不能丢，必须保存和发展；另一方面，中医必须积极利用先进的科学技术和现代化手段，促进中医药事

业的发展。"这样，在新医疗卫生体系中确立了中医药在医疗保健中的重要地位。

自20世纪50年代起，我国医学院校得到逐步恢复和发展，中医药院校规模也不断扩大，国务院批准设立北京、上海、广州、成都四所中医学院，迄今为止，全国中医药院校已经发展到40余所，中医内科学科也得以恢复和建立，这为中医内科专业教学与人才培养提供了机构保障。同时，全国范围内中医医院的建立，进一步强化了中医内科临床实践的平台。可以说，新中国成立后，在党和政府的高度重视下，中医内科迎来了空前发展的历史机遇。

（二）中西医结合推动中医内科学的发展

1. 西医内科学的引入促进了中医内科学的发展

西医内科学起源于欧洲，明清时期传入中国。近代以后，西医内科学在解剖学、病理学、心电图等方面取得长足进展，内科学分科细化，专科化程度不断提高。这些理论和技术成果对中医内科产生了深远影响。

中医内科也在借鉴西医内科发展的过程中不断完善和发展，在诊断技术上学习西医常规检查与先进仪器的使用，在治疗方法上结合西药治疗不明确的中医证候与疾病，这些丰富了中医内科的学科内涵。可以说，西医内科学的输入，对推动中医内科学现代化起到了促进作用。

2. 中西医结合培养了一批中西医结合人才

新中国成立后，我国开始开展中西医结合教育，先后开办了多个西医学习中医的高级学习班，大力培养了一大批同时掌握中医和西医知识的中西医结合人才。这些既学中医又懂西医的医师，可以运用中西医结合方法治疗内科疾病，发挥各自优势，提高临床疗效，他们既传承发扬了中医药传统优势，又学习运用西医现代技术方法，对推进中医内科的科学化发展起到了桥梁作用。真正起到"衷中参西"的表率。

吴正石就是这一时期杰出的中西医结合人才代表。他在学习西医内科专业的基础上，又系统地学习中医理论，吸收中医诊断思维方法，望、闻、问、切四诊合参，辨证治疗。在临床实践中，吴正石根据中、西医各自特点，灵活运用，在内科常见及疑难疾病治疗上独树一帜，提出了许多创新方法和经验方剂，使疾病的治疗达到中西医结合最佳效果。可以说，中西医结合人才的培养，对推动中医内科的发展起到了重要作用。

（三）中医药古籍整理保护了中医宝贵遗产

中华民族积累了五千余年的中医药文化遗产，这是中华民族的瑰宝。由于战乱等原因，大量中医药古籍濒临湮灭。新中国成立后，党和政府十分重视古籍的收集整理与保护工作，在全国范围开展中医药古籍整理工作，形成了多种整理路径。这些古籍整理工作保护了大量有关中医内科的典籍。一些著名的内科学专著，如《医宗金鉴》《医学入门》《解围元薮》等，都通过整理保护了下来，成为如今研究中医内科发展历史的重要参考。一些历代名家治疗内科疾病的著作和方书，如《伤寒来苏集》《医学衷中参西录》等，保留了宝贵的中医内科临床经验。还有部分已佚失的古籍，通过整理保护也得以流传后世。这为中医内科理论研究的传承提供了更为丰富的文献资料支持。

（四）中医内科疾病的流行提出了新的研究课题

新中国成立后，我国经济社会发展日新月异，人民生活水平大幅提高。与此同时，传染病防治取得了重大成效，人口逐步走向老龄化。疾病谱也发生了变化，慢性非传染性疾病明显增多，如心脑血管疾病、糖尿病、慢性呼吸系统疾病、恶性肿瘤等。这些疾病的防治成为内科学新的研究课题。

面对内科疾病谱变化的形势，中医内科工作者也在积极探索，针对心脑血管疾病、糖尿病等常见病、多发病，开展了大量研究工作。研究人员通过总结历代医家经验，结合现代研究方法，提出了许多有效的中医诊疗方案，比如以活血化瘀为主的冠心病中医诊疗方案，以养阴健脾为主的 2 型糖尿病方案等。同时，他们还采用现代科研方法证明了中医药的疗效和机制，这些研究丰富和发展了中医内科学，使之更好地适应了时代发展和疾病防治的需要。

（五）科研条件改善推动中医内科研究水平提高

科学技术是第一生产力。新中国成立后，我国科研实力和技术条件逐步改善，这也深刻影响着中医内科研究的进程。

1. 仪器设备水平扩展了中医内科研究手段

随着科学技术水平的提高，医学科研仪器设备不断更新迭代，中医研究机构也逐步配备了血常规仪、生化分析仪、心电图机等基础仪器设备。这为开展中医内科基础实验研究提供了硬件支持。利用这些设备手段，可以更系统全面地观察中药和方剂的药效作用过程和机制变化，也可以更好地记录患者症状体征的变化。这都丰富和扩展了中医内科研究的手段。

以心电图为例，它记录了心脏电生理活动，可以清晰反映心脏功能情况。中医内科研究者采用心电图检查，可以更直观地观察中药和针灸治疗对各种心悸病证的治疗效果，这为开展心悸病的中医研究提供了有力工具。

2. 信息技术应用提升了中医内科研究效率

信息技术在 20 世纪 70 年代起在我国逐步发展和应用，极大地提高了科研工作效率。应用电子计算机进行统计分析，可以处理更大规模的临床研究数据。利用文字处理技术，可以大幅提升研究论文写作效率。计算机还可建立中医文献数据库，实现文献信息共享。中医内科研究工作也受益于信息技术进步，这些技术丰富和优化了中医内科科研过程，推动了中医内科研究水平的整体提升。

以文献检索为例，中医研究者过去查找文献资料时，需要逐一筛阅，费时费力。有了计算机文献数据库后，研究者可以快速全面检索需要的文献信息，大大节约了文献收集时间，提高了研究效率。

（六）中医药政策支持为中医内科发展提供了制度保障

改革开放后，党和国家出台了一系列支持中医药发展的政策法规。这为中医内科发展提供了有力的制度保障。

1. 明确中医药发展战略地位

党的十七大报告明确指出"推动中医药传承创新发展"。国家也制定了中长期发展规划纲要，部署了中医药发展重大任务。这进一步明确了中医药在国家发展战略中的重要地位。中医内科作为中医临床重要学科之一，其发展也受到了政策支持。

2. 增加中医药投入经费

自20世纪90年代起，国家连续实施了"中医药振兴计划""中医药发展规划纲要"等中医药发展专项规划，加大了中医药事业发展的资金投入力度，这为中医内科教学科研等提供了强有力的经费支持，激发了中医药事业发展的内生动力。

以"中医药振兴计划"为例，该计划自实施以来给我国的中医药事业发展带来了巨大机遇。研究者可以申请课题经费开展疾病研究，中医药研究机构可以用这些资金改善科研条件、购置设备、培养人才等，推动中医内科全面进步。

3. 完善法规为中医学发展提供制度保障

《中华人民共和国中医药法》《中医药条例》等法律法规的修订完善，使中医药发展有了更加完备的制度。这些制度明确肯定了中医学的地位，为中医开展教学、临床活动提供了保障。

（七）昆山名医辈出，中医内科承前启后

吴正石祖籍江苏昆山，出生于一个中医世家。江苏省是科技文化大省，人文荟萃，中医药发展历史悠久，历朝历代名医辈出，医学流派纷呈。昆山位于长江三角洲地区，自古就有"鱼米之乡，读书故里"的美称，文化底蕴深厚，是江苏的医药文化发达重镇。昆山中医药历史悠久，在其昆山历代地方志文献中可查的中医名家，仅从宋至清的近千年历史中就有三百六十多位，医著九十多部。宋末医家薛将仕精于女科，名震东吴，为昆山著名世医郑氏妇科之祖师。元代医家朱丹溪克绍医业，与姑苏神医葛乾孙齐名。元末明初著名医家王履，为元代名医朱丹溪高足，其所著《医经溯洄集》中，首次明确提出严格区分温病与伤寒的独创性见解，并主张治疗温病应清里热，用辛凉方药，对后世医学发展影响深远，为开创温病学说的先驱者和奠基人。明、清两代，名医踵接，明代有周镠（官至院使，即太医院最高官员）、葛哲（著有《保婴籍》）、吴橘泉（吴氏风科创始人）；清代有马中骅（考订刊行柯韵伯之《伤寒来苏集》）、潘道根（中医内科名家）、赵元益（精中西医理）、

吴山（吴氏风科第五代传人）。还有近现代的戴轶凡（幼科圣手）、闵采臣（伤科名医）、陆瘦燕（针坛巨擘）、郑绍先（妇科圣手）、吴玉文（吴氏风科第十八代传人）等医家，都是昆山中医名人榜中的佼佼者。

自宋以来，昆山医家中，不但"儒医""太医"多，而且"世医"也多。最为著称的乃是自宋末以来，世代相承、绵延近八百年的昆山郑氏廿九世女科，与著名的江南何氏廿九代世医比肩，成为中外医学史上罕见的奇迹；车塘吴氏十八世风科，诊治各种风病疗效卓著，慕名求医者不绝于途。此外，还有落霞浜陈氏七世内妇科和南星渎王氏五世内科、大西门庞氏六世鼓胀科和茜步泾徐氏五世鼓胀科、戴氏六世幼科、白塔港闵氏五世伤科、城内南街"绿墙头"李氏三世针灸科。这些"世医"以及前面提到的"儒医""太医"都成为昆山医学史上璀璨的明珠。

吴正石生长在这样崇尚医学、尊重人文的土壤中。他潜心医道，研习医书，又博采众长，融会中西，在中医内科研究与临床实践中独树一帜。在学术上，他提出"调畅情志"的治疗思想，开创"气血双补法"，总结出许多治疗内科疾病的经验方剂，推动了中医内科的发展。

可以说，吴正石既承继了昆山中医药文化底蕴，又开拓创新，在20世纪中医内科发展历程中具有承前启后的重要地位和贡献，这也充分展现了昆山这块中医药文化沃土的厚重积淀及其在人才培育中发挥的巨大作用。

二、吴正石生平

吴正石出生于江苏省昆山市车塘镇一个传统中医世家，从小跟随父亲吴玉文学习医术，自识字起就在父亲身边侍诊，受到了极大的熏陶。他高中就读于上海嘉定一中，后考入上海第二医学院（现上海交通大学医学院）六年制本科口腔医学专业。大学期间，吴正石不仅系统学习了西医学基础理论课程，包括解剖学、生理学、病理学、诊断学、内科学、外科学、妇产科学、儿科学、口腔学等，还经常观摩老师的诊疗过程，掌握了扎实的西医知识。与此同时，他也继续潜心研读中医典籍，勤思中医和西医的关系，认为二者各有所长，要成为一名合格的医生必须都能通晓。

大学毕业后，吴正石顺利进入上海市第九人民医院工作。1968 年，国家号召知识青年到经济欠发达地区支援当地经济社会发展，吴正石义无反顾地响应号召，来到贵州毕节，先后在毕节市乡镇卫生院、毕节县人民医院及毕节市中医院工作。当时，由于交通不便，物资匮乏，本地患者对中医药需求殷切。吴正石运用所学，用心诊治，深受患者欢迎。

为进一步提高中医水平，吴正石后来进入贵阳中医学院西学中学习班进修中医知识，继而攻读研究生课程。系统学习了先进的中医理论后，他在临床中的医术也更上了一层楼。工作学习之余他还积极回顾自己临床所得，先后在国家级期刊上发表多篇论文。

多年来，吴正石一直扎根毕节，服务本地百姓。即使退休多年，他也仍然坚持临床工作，积极为患者排忧解难。2017年，年近80岁高龄的吴正石医生还来到贵州中医药大学第一附属医院国医堂和第二附属医院名医堂坐诊，发挥余热，造福了更多患者。他诊疗过的疑难病例数不胜数，创造了无数医学奇迹，在业界享有极高声誉。

吴正石老先生的医学修养可概括为：立志高远，广采医方；医心仁厚，惠泽苍生。

（一）立志高远，广采医方

吴正石先生出生于医学世家，自幼便对医学知识极感兴趣。他自小在父亲那里学习中医，后又进入西医院校系统学习，在攻读了西医学本科课程后，又进入中医院校充实中医知识。他勤奋好学，终生不渝地追求医学知识，力求将中医、西医融会贯通。

在学习过程中，吴老始终以谦虚好学的姿态，广泛汲取各家医学精华。他既学习西医各科基础理论，又研读中医典籍如《黄帝内经》《伤寒杂病论》《神农本草经》《温病条辨》等。中西医知识的兼收并蓄，使吴正石的临床诊断和治疗水平不断提高。

吴老在医学研究上并不安于现状，而是持续学习新知。他积极总结多年临床所想，在重要期刊上发表多篇论文，并根据自己多年临证应用中药的反馈编著了《吴正石临证中药点评》，以推动中医药创新发展。现在 83 岁高龄的他仍然保持着学习热情，怀揣着青春少年般的好奇心与激情。

（二）医心仁厚，惠泽苍生

医者仁心仁术，是吴老终生践行的准则。他温暖、耐心，视救死扶伤为己任，对每一个患者都倾心相待，耐心嘱咐患者煎药方法及饮食禁忌调护。其处方恰当，随诊细致，许多疑难病例在他手中都获得了新生。

吴老从上海第二医学院毕业后曾在上海第二医学院附属第九人民医院急诊室、外科工作。20 世纪 60 年代，吴正石先生不畏艰苦，只身来到欠发达的毕节地区支援。1968 年，他被分配到贵州毕节县人民医院工作；1977 年在贵阳中医学院西医学习中医班结业后又回原单位（贵州毕节县人民医院）从事中医工作；1980 年晋升为中医科主治医师；1983 年毕业后回毕节县人民医院建立中医和中西医结合病房，任病房主任；1987 年晋升为中医科副主任医师，同年任副院长；1991 年调入毕节地区中医医院，任门诊部主任；1993 年晋升为主任医师。

在诊治中，吴正石积极宣传中医药，用心治疗，深得患者信任。吴正石淡泊名利，不求回报。即使在贫瘠的边远小城，他也视提升医术为己任，舍己为人。尽管退休多年，现已 83 多高龄，他仍然坚持"朝看病，夜看书"，继续为患者诊疗，以兢兢业业的精神感染和鼓舞更多人。

可以说，吴正石医生以高尚的医德和卓越的医术，完美诠释了"医者仁心"的医学人文主义精神，践行了"心医"的格言。他高尚的医德、潜心研究的决心、行医救人的理想，将激励后学在医学道路上继续努力和奋斗。

吴正石不仅在中医内科方面十分擅长，在中医外科、妇科及儿科的诊疗上也建树颇丰，尤其擅长治疗这些科室的疑难杂症。这主要得益于他扎实的中医理论功底，熟练的中医诊断技能以及灵活运用中西医结合的临证思维方法。

在内科方面，吴老能够准确把握病机，辨证施治，善用经方。他熟稔《黄帝内经》《伤寒杂病论》《脾胃论》等典籍，对于内科常见病，多有自成体系的治疗方法。在妇科方面，他擅长运用中医治疗月经不调、痛经、子宫肌瘤、带下病等常见妇科疾病，尤其对一些复杂的不孕不育病例，吴正石能够综合运用中西医技术，取得满意疗效。在儿科疾病方面，小儿感冒、腹痛（肠系膜淋巴结炎）、小儿多动症、小儿夜啼等疾病在吴老的诊治下也能得到有效治疗，家长们都很信任他的医术。

可以说，吴正石医生在中医内科的基础上，通过努力钻研，将诊疗范围拓展到妇科、儿科、皮肤科等相关专业，构建起了系统的医疗知识体系。这为他在临床实践中处理疑难杂症奠定了坚实的理论基础。同时，吴正石也在临证实践中不断总结经验，提高技术。丰富的实践经验又为他积累了宝贵的诊疗技巧，这构成了良性循环。

由于医术高超，吴正石先生声名远扬。越来越多的患者慕名而来，除了贵州本地外，还有云南、湖南、四川、重庆、山东、浙江的患者不远万里来寻求吴老的治疗。他用仁心仁术服务每一个患者，将中医"仁者医"的人文主义精神发扬光大，以高尚的品质守护生命、服务社会。

虽然年事已高，但吴老仍然葆有一颗积极向上的心。他乐于传授医术，培养后学，在临床工作中，毫无保留地将自己的知识传授给跟诊学习的医生。

吴老好友朱志远根据其生平及医德医风作诗如下：

踏遍青山人未老

朱志远

老骥伏枥，踌躇满志。

锲而不舍，童心未泯。

名医世家，载入史册。

乃须何人，老朽正石。

三十年代，时局动荡。

独子降生，中医世家。

少幼时光，岐黄熏陶。

高中学生，征入军校。

青年时代，考入医大。

"文革"初期，落户贵州。

从医伊始，毕节县城。

立鸿鹄志，求真学问。

学之无倦，行之以忠。

攻读医书，研究生班。

中西结合，一线扎根。

一路走来，磕磕碰碰。

胸中定律，无为有为。

一身磨练，乐在其中。

希望力量，点燃薪火。

一世人生，成就落地。

一生追求，人生价值。

疑难杂症，妙手回春。

五十六载，医学风范。

一帖药汤，拯救一命。

不忘初心，使命催征。

传承中医，带好学生。

不断耕耘，追溯梦想。

举红旗，为人民。

为祖国，献一生。

三、著作简介

吴老对临证常用的中药及其鉴别、现代药理有着深入研究，早在 1974 年吴老就遍访名师以及民间医师，参考《药材学》着手写作这本融入个人用药心得的《吴正石临证中药点评》，旨在为中医学子和医务工作者提供一本简明实用的临床中药学手册，奈何多种因素一直未能如愿，多年来一直以手稿形式保存，直到 2018 年，编委会才开始多次整理、修订及校对文稿，终于在 2022 年经安徽科学技术出版社出版了这部

《吴正石临证中药点评》。该书着重阐述了中医学辨证用药的理法，全面深刻地介绍了常用中药的功效与应用，并引用了必要的方剂，提示常用的配伍法度，为医者能更好地按中医理论掌握和应用中药提供参考。该书还将中西医结合研究中药的新成果，斟酌取舍择要纳入。本书内容虽简明扼要，但说理充分，便于临床应用。《吴正石临证中药点评》从临床多发病证、常用药入手，分门别类，对药物功能、配伍、用量等进行详解，且明辨证候、审慎组方、灵活用药，有概述、有小结、有点评，详尽审慎，遵循辨证论治原理，彰显实践探索创新，实用可靠。

全书共分 17 章，所收药物共 385 味。各章中各味药主要从来源（包括产地）、别名、性味归经、功效、应用（主要是配伍）、常用量、扩展资料（包括采集、鉴别、炮制、用药禁忌、个人经验以及现代药理研究）7 个方面，介绍了各味中药在吴老临证应用的心得体验，使读者掌握更丰富的用药理论、用药知识和用药技能。全书体例完备，条理清晰，别具一格，着眼于临床及现代研究，突出个人经验及见解，配伍用药与证候密切结合，从证究因，审因从治，不仅探求中药传统功效与临床应用的关系，而且从实践中阐述了某些专病专治的单味药特殊功效，故具有较高的临床实用价值。

书中介绍药物种类如下：解表药，其中辛温解表药 15 味、辛凉解表药 11 味；化痰止咳药，其中温化寒痰药 5 味、清化热痰药 24 味；清热药，其中清热泻火药 12 味、清热解毒药 21 味、清热凉血药 10 味、利水渗湿药 26 味；消导药 6 味；

温里药 9 味；泻下药，其中润下药 3 味、攻下药 3 味、逐水药 8 味；祛风湿药 22 味；芳香化湿药 7 味；理气药 23 味；理血药，其中止血药 19 味、活血化瘀药 31 味；补养药，其中补气药 12 味、补血药 8 味、补阴药 12 味、助阳药 18 味；收涩药 28 味；芳香开窍药 6 味；安神药，其中重镇安神药 3 味；养心安神药 6 味；平肝息风药 14 味；驱虫药 10 味；外用药 13 味。

《吴正石临证中药点评》综述了吴老几十年中药应用的有效治疗经验，科学性较强，论述精辟，能充分代表其临证运用中药的特色，具有一定学术研究价值。该书在全面继承历代以来中药学理论与临床成就的基础上，系统总结了吴老长期临床经验和理论认识，对中药的临证运用、功效、常用量、现代药理研究、鉴别等各方面的体系加以完善和提高，丰富和充实了中药学理论、方法和临床经验，为中药学的进一步发展奠定了基础，对后世中医师及中药学研究人员的成长具有一定的价值。

第二部分

学术思想

一、学术渊源

吴老学术思想源于明末吴橘泉（车塘吴氏风科始祖），吴橘泉曾得异人传授治风病秘术（记载于《解围元薮》和《疯门全书》的蒺藜苦参丸），所试皆灵验，乃业医。万历年间收养迁居车塘的浙江人王彭之子王默（时年幼）为子，后将医术传于默，吴氏子孙遂均以治风科而闻名，累世不衰（图2-1）。

第一世

吴橘泉 明末昆山车塘人，善治风秘术。

第二世

吴默 明末清初人，继医业。

第三世

吴道隆 字奉泉，明末清初昆山车塘人，具体生卒年月不详。先祖本是浙江人，姓王，其祖父王彭于明万历年间迁居至昆山东乡车塘，其父王默年纪尚幼，寄养于当地吴橘泉家中，吴橘泉抚为子，遂改姓吴。吴橘泉将其医术传于吴默，吴默又传给吴道隆，因而继续精益其医术，求治的患者不远千里而来，络绎不绝，均能痊愈而归。其子吴傃（字履常）、其孙吴山（字心重），皆继其医业。

第四世

吴傃 字履常，清初人，吴道隆子，继祖业。

第五世

吴山 字心重，清朝康熙、雍正年间昆山车塘人，具体生卒年月不详。车塘吴氏风科名医吴道隆之孙。吴山继承祖传治风科的秘技，尤善仲景术，其医术远近皆知。康熙时期昆山知县程大复〔康熙四十一年至四十九年（1702～1710）在任〕荐举吴山为太医院医官，因不舍双亲，推辞而不就职。又擅长书法、人物画及花鸟画，尤其擅于画兰。

第六～十六世

名字失传，相继业医。

第十七世

吴培生　清末民国人，具体出生年月不详，卒于民国19年（1930年）夏。继承祖业，积累十多世治风科之经验，医颇多佳效，求医者四面八方而来，数不胜数。其有四子，皆业风科。

第十八世

吴玉文　昆山陆家镇车塘村人，生于清光绪廿六年九月初二（1900年10月24日），卒于1976年7月31日，昆山车塘吴氏风科第十八世传人。13岁起就跟随其父亲吴培生学医，22岁起独立应诊。26岁时到昆山县城租居北城河岸鲍源大油饼店西邻寓所行医开诊。抗日战争初期迁到上海市福裕路应诊，随后复迁至松江华阳镇行医并在松江、昆山、青浦、南翔、嘉定等地悬壶应诊。民国35年（1946年）回昆山县城，在北城河岸诊所开业，次年（1947年）9月参加国民政府考试院组织的中医资格考试及格，于翌年3月获及格证书。1953年参加城区新生联合诊所，任中医风科医师。1956年迁嘉定县城东大街105号开业行医直至1966年。1976年因患癌症病逝于青浦。在50多年的行医生涯中，吴玉文以其精湛的医术、良好的医风医德治愈了无数患者的疾病，尤以祖传十八世风科医技和丸药诊治各类风科疾病如麻风、风湿病、类风湿病、皮肤病等疑难杂症，每获良效。患者遍及南京、上海、常熟、苏州、无锡、南通、常州等地，甚至有从东北、四川等地慕名而来的求治者。其子吴正石，继承医业。

吴心完、吴钦甫、吴应刚 分别为吴培生次子、三子、幼子，均师从儒医钱景虞，承袭吴氏医术后悬壶济世，在临证中积累了丰富的医疗经验，尤擅治风科诸疾，使车塘吴氏十八世风科盛名不衰。

第十九世

吴正石 玉文长子。临床上兼及风科。

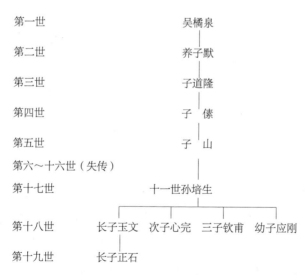

第一世	吴橘泉
第二世	养子默
第三世	子道隆
第四世	子 傪
第五世	子 山
第六～十六世（失传）	
第十七世	十一世孙培生
第十八世	长子玉文 次子心完 三子钦甫 幼子应刚
第十九世	长子正石

图 2-1 车塘吴氏风科世系图

二、学术传承

　　吴正石为第二批全国老中医药专家继承工作指导老师，享受国务院政府特殊津贴。贵州中医药大学梁江教授自2018年跟从吴老学习，深感抢救性发掘整理"吴氏风科"学术思想的必要，带领研究生跟师学习的同时针对"吴氏风科"治疗过敏性紫癜、骨关节炎、银屑病等疾病的机制展开研究。自2019年贵州中医药大学第一附属医院成立风湿血液科以来，编者也将"吴氏风科"学术思想继承发扬并应用于临床作为学科重点建设内容，目前获得了贵州省中医药管理局"十四五"重点培育学科，贵州省名中医传承指导项目，全国名老中医传承指导老师工作室项目支持，现工作室主要成员11人（3名博士，2名在读博士，4名硕士，2名本科），由梁江教授领衔，苏强、陈守能两位学术继承人跟师，以风湿科病房为依托，风湿门诊和国医堂门诊为门诊教学依托，贵州中医药大学第一附属医院中心实验室为科研基地开展研究工作。科研团队中有院外专家4名（贵州中医药大学第二附属医院周梅博士，贵州中医药大学周静教授、贵州中医药大学基础医学院刘杨博士、贵州大学药学院潘卫东教授），两届硕士研究生"吴氏风科"学术思想学位论文获得校级优秀毕业论文。研究者们在学术传承之路上将继续前进，让"吴氏风科"理法方药星火燎原，帮助更多的患者。

三、学术特色

吴老继承家学吴氏风科，也接受了现代中西医的系统教学，有近60年的基层行医经验，对风湿免疫相关疾病、皮肤病、部分内伤杂病的中医诊疗有独到的见解，其主要的学术观点大致总结如下。

（一）饮食忌发物，调护重睡眠

结合研究资料和临床经验，吴正石老先生十分强调健康生活方式对免疫性疾病康复的重要性，常说治病疗效要好，饮食起居起码占了四成。他指出过敏性疾病如过敏性紫癜、过敏性鼻炎急性发作期，诱导加重病情的过敏食物肯定要禁忌（如食用椿芽、灰灰菜会导致部分人胃肠道不适或加重皮肤瘙痒），而常见的水果如菠萝、芒果等即使患者不过敏，其高糖分也不利于急性炎症康复，因此患者应该避免食用这些广义的"发物"，尽量减少加重免疫失衡的因素，以维护身体健康。饮食物不仅是满足身体需求的能量，还可以对免疫性疾病的康复产生深远的影响。

除此之外，酒类饮品还对各种疾病的引发与产生具有重要影响。除了一些常见的疾病（如酒精性脂肪肝、酒精性肝炎及酒精性肝硬化、急性胰腺炎、胃炎、胃溃疡及胃出血等）外，对于有基础疾病的人们，如高血压、糖尿病、痛风等疾病患者，饮酒还会进一步加重他们的病情。此外，饮酒还可能引发心脑血管疾病和癌症等严重的健康问题；对脑细胞也会产生不良影响，导致记忆力减退、共济失调等现象，甚至还会引起酒精依赖；对肾脏、肺脏也有很大的不利影响。长期酗酒还会对身心健康造成不良影响，甚至可能引发家庭矛盾，对社会的和谐稳定产生影响。早在《灵枢·论勇》中就有关于酒伤身的记载："酒者，水谷之精，熟谷之液也，其气慓悍，其入于胃中，则胃胀，气上逆，满于胸中，肝浮胆横。"更有《东医宝鉴》云："大寒凝海，惟酒不冰，明其性热，独冠群物，人饮之便体废神昏，是其有毒故也。""止言热而有毒，不言其湿中发热近于相火，人大醉后，振寒战栗可见矣。"吴老在临证中认识到酒类对人体的伤害是全身性的，并且在多年的行医经验中发现单就"虎杖"一味中药对于"解酒毒"的效果堪比"葛花解醒汤"，甚至临床疗效优于后者。

吴老的忌食观念强调了在某些情况下，特定食物可能会加重病情，因此应该避免它们。这种个性化的饮食管理有助于促进疾病康复和减轻症状。此外，他指出了高糖、高盐及高脂食物对于疾病康复的不利影响，这一观点也与现代营养学的认识相符。

同时，在调护方面更重要却被人忽略的是睡眠不足，现代人工作学习任务重，压力大，从父母到孩子普遍都比几十年前睡得晚，殊不知长期睡眠时间不足，会引发很多问题，比如衰老、免疫异常甚至癌症，这类研究报道很多。吴老临床上发现很多罹患多动症的儿童、青少年早期都有睡眠不足导致神经兴

奋性增高的问题，这进一步加重了这类疾病的病情，因此主张
尽量养成根据其年龄段相匹配的入睡时间安静入眠并早起的习
惯（后文医论医话部分有详细阐述），这样配合药物治疗才可
能出疗效。人体有一定自愈能力，但需要避免不良饮食等诱发
因素，更需要时间休养生息，特别是儿童和青少年。培养规律
的睡眠习惯，有助于改善神经和免疫系统的健康，更有助于青
少年儿童身心健康。中国古代医家很早就发现肝经气血运行时
间为凌晨 1～3 点，那是"肝藏魂"的深睡眠时间，当今很多
年轻人通宵达旦赶工，靠咖啡续命，躺下也睡不好，自然精气
神全面衰落，伴发各种健康问题。吴老的观点强调了按时、充
足而高质量的睡眠对于各种疾病，尤其是对免疫系统的重要
性。他警示了现代社会中通宵工作和过度依赖刺激饮品的趋势
会破坏正常的生物钟和深度睡眠，按时作息对整体健康至关
重要。

　　吴老的这种观点汇聚了古代智慧和现代科学，为我们提供
了一个维持健康和康复的综合性视角。他的建议和经验提醒我
们，各种疾病，特别是免疫性疾病的治疗不仅包括医学治疗，
还包括积极的生活方式管理，这将有助于调节免疫系统，减少
疾病风险，并提高疾病治愈率及康复率。吴老的观点还反映
了对传统中医的尊重和借鉴。中医注重生活方式对健康的影
响，包括饮食、作息、气候等因素。经络气血运行的时间段是
中医理论中的重要概念，中医强调在肝经运行的时段，身体需
要进入深度睡眠，以恢复精气神的平衡。正如《素问·上古天
真论》中所云："上古之人，其知道者，法于阴阳，和于术数，

食饮有节，起居有常，不妄作劳，故能形与神俱，而尽终其天年，度百岁乃去。今时之人不然也，以酒为浆，以妄为常，醉以入房，以欲竭其精，以耗散其真，不知持满，不时御神，务快其心，逆于生乐，起居无节，故半百而衰也。"

（二）扶正首重疏肝健脾养阴，祛邪不忘祛湿疏风清热

吴正石擅长很多情志性疾病及免疫相关性疾病的治疗，在治法上，严格遵从中医扶正祛邪并重的基本思路，但在治疗策略上总结下来最具特色的是"扶正首重疏肝健脾养阴，祛邪不忘祛湿疏风清热"。现代人物质生活条件较古人改善太多，严重营养不良到脾肾阳虚的情况相对少见，而营养过剩、运动不足、睡眠不足导致的肝肾阴虚、脾阳不振更多，加之方方面面的压力，情志不畅的情况也很多。

《素问·灵兰秘典论》曰："肝者，将军之官，谋虑出焉。"《素问·六节藏象论》云："肝者，罢极之本，魂之居也。"其生理功能为主疏泄、主藏血。其主疏泄的功能可调节气机、调畅情志以及促进脾胃的运行；另外，妇女的排卵和月经来潮、男子的排精，都与肝的疏泄功能密切相关。主藏血是指肝有储藏血液和调节血量的生理功能。若肝的疏泄功能失常，则可出现两个方面的病理现象：一是肝的疏泄功能减退，即肝失疏泄，则气的升发就显现不足，气机的疏通和畅达就会受到阻碍，从而形成气机不畅、气机郁结的病理变化，出现胸胁、两乳或少腹等某些局部的胀痛不适等病理现象；二是肝的升发太过，则气的升发就表现为过亢，气的下降就不及，从而形成肝

气上逆的病理变化，出现头目胀痛、面红目赤、易怒等病理表现。气升太过，则血随气逆，导致吐血、咯血等血从上溢的病理变化，甚则可以导致猝然昏不知人，称为气厥，正如《素问·生气通天论》所说的"阳气者，大怒则形气绝，而血菀于上，使人薄厥"。正常的情志活动，主要依赖于气血的正常运行，情志异常对机体生理活动的重要影响，也在于可以干扰正常的气血运行。《素问·举痛论》所说的"百病生于气也"，就是针对情志所伤，影响气机的调畅而言。若肝的疏泄功能减退，则肝气郁结，心情易于抑郁，稍受刺激，即抑郁难解；肝疏泄太过，阳气升腾而上，则心情易于急躁，稍有刺激，即易于发怒，这是肝的疏泄功能对情志的影响。反之，反复持久的情志异常情况，亦会影响肝的疏泄功能，导致肝气郁结或疏泄太过的病理变化。"肝气乘脾""肝气犯胃"说明肝的疏泄功能异常对消化系统有影响，正如《血证论》所云："木之性主于疏泄，食气入胃，全赖肝木之气以疏泄之，而水谷乃化；设肝之清阳不升，则不能疏泄水谷，渗泄中满之证，在所不免。"更有《素问·宝命全形论》说："土得木而达。"当今社会多发的抑郁症、精神分裂症等也与肝的疏泄功能异常有密切的联系。吴老在临证中还发现自主神经功能紊乱的患者，表现为怕冷，即使在三伏天也需着厚衣物，此类疾病也大多由情志因素引起，以疏肝解郁立法治疗该病，可取得很好的疗效。正如叶天士所云："郁病全在病者能移情易性。"

现代社会肝气不疏、肝脾不调患者逐渐增多，因此在保证睡眠时间、饮食清淡易消化为主的前提下适度滋养肝阴、疏肝健脾是扶正气、调整代谢和情绪的关键，吴老常用的名方逍遥散、柴胡疏肝散、四逆散以及越鞠丸等就是此中代表。此外，他还刻意加用本地药材预知子，疏肝健脾，化痰理气，相较于"柴胡劫肝阴"之弊，使用此药更为切题。免疫疾病中，发热、关节肿痛、各类皮疹是常见症状，对应采取的清热、祛湿、疏风是常见用药思路，但吴老讲究祛邪应该和扶正尽量统一，融洽，才能不伤正，这就是攻防一体，以达到"扶正不留邪，祛邪不伤正"之效，使得正复邪自去，邪去正自安。例如对于发热、关节痛并见面部红斑骤起的湿热证型系统性红斑狼疮，运用清热凉血的青蒿鳖甲汤、犀角地黄汤是常规思路，但考虑到肺合皮毛，吴老强调加用桔梗、杏仁以顺应肺脏宣降功能，再配白鲜皮、地肤子清热利湿，蒺藜疏风，加怀山药、白扁豆健脾祛湿，一套"组合拳"下来，面部红斑就消退得更快一些。正因为考虑全面，方药看起来药味偏多，其实每一味都有针对性，如此方能快速见效，早点树立患者的信心，尽力缩短疗程，减轻患者经济负担。

（三）与时俱进看待西医，兼容并包用好草药

　　吴正石老先生早年大学期间接受过系统的西医教学，因此对西医是不排斥的，他认为，西医有许多先进的检查手段可以帮助我们，实现早诊断、早治疗，提前了解预后，比如在临证时也常常关注患者的血压、血糖（糖化血红蛋白）以及血脂、肝肾功能等，并且也将其作为病情预后的评价指标。同时，他也关注到许多西医靶向药物疗效强而起效快，但我们也要注意

这些药物潜在的不良反应，比如最新的抗风湿药 JAK 抑制剂可拮抗多种炎症因子，治疗类风湿关节炎，但可能导致心血管疾病发生。因此，在配合服用中药时要注意配伍一点丹参之类的活血化瘀药，防止使用 JAK 抑制剂时出现心肌梗死。对待西医和中医的态度，吴老主张"师古不泥古，参西不背中"，认为中西医之理有时是相通的，临床运用应取长补短、疗效卓越，屡起沉疴。但也不应只看到西药的疗效而不注意其不良反应对人体健康的长期危害，所以临床抉择时应一分为二地看待，尽量以不伤患者的正气为原则用药。

此外，贵州草药资源丰富，如朝天罐就很有特色，可明显改善大多数腹泻症状且无明显不良反应。除朝天罐之外，还有委陵菜、刺梨根、瘰桃干等临床疗效好、不良反应小的草药。因此，与时俱进看待西医，兼容并包用好草药也是吴老的临证宝贵经验，他常教导青年医师要走出诊室，多去药房甚至药材种植、炮制基地看一看，增强对中草药真伪优劣的鉴别能力，更好地为患者健康把关。

（四）学好经方不忘本，临床用好风科思路

回顾既往工作经历，吴正石老先生强调学好经方不忘本，用好风科治病思路。经方是中医学的基础规范，但随着气候变化和时代变迁，人的生活方式发生了变化，使用经方时需要根据具体情况进行调整，比如治疗失眠，很多人想到的是酸枣仁汤，确实这张经方对于肝血不足，虚热内扰证疗效很好，但部分老年男性失眠的根本原因是前列腺增生导致的夜尿频繁，就

诊时医生没详细询问或者患者不好意思说，单用经方可能效果不一定好，如果根据这一情况联合时方缩泉丸就很可能取得满意疗效。因此师古不泥古很重要。而在免疫疾病中，辨证为湿热或阴虚内热的过敏性紫癜，用吴氏风科思路诊治则更加合适。紫癜急性期先不活血，急急止血养血为要，吴老常用十灰散架构，并用僵蚕、蚕砂、蝉蜕除湿疏风，二至丸养阴血，这都是吴氏风科的实用"组合拳"，临床运用时需要深入研究祛风除湿、清热凉血的方法，才能更好地解决问题。

风科是古代医学分科的一种，其设立始于宋代。北宋嘉祐五年（公元 1060 年）宋太医局将医学分为九科，而后至北宋熙宁九年（公元 1076 年）时，太医局将医学扩展至十三科，即大方脉、风科、小方脉、针、灸、口齿、咽喉、眼、耳、疮肿、伤折、金疮、书禁。风科是其中之一，仅次于大方脉，有学生八十人。风科的范围包括各种因"风"邪所致的疾病，故而专治各种"风病"，如麻风病、鱼鳞风、紫癜风等。这体现了宋朝"卫健委"对"风邪"致病的重视程度，好比现代医院琳琅满目的各种临床科室一样，各个科室有主要的疾病谱和特殊的诊治方法论，心血管病发病率高，人数多，所以成了独立的大科室。而"吴氏风科"融合江南温病流派学说后自成一脉，经十几代人努力，薪火相传，发扬光大，逐步形成了一套"风科"疾病的辨证论治理论体系，或者说一个小众的独特学术门派。风邪致病颇为广泛，正所谓"风为百病之长"，风邪为六淫病邪的主要致病因素，寒、热、湿、燥诸邪多依附于风而侵犯人体，如外感风寒、风热、风湿、风燥等。所以风邪常为外邪致病的先导。古人甚至把风邪当作外感致病因素的总称。故《素问·风论》曰："风者，百病之长也。"《素问·骨空论》又云："风者，百病之始也。"除此之外，风邪致病还包括内风，即"风气内动"，因肝主藏血、主筋，开窍于目，以及肝阳易亢易动，故内风与肝关系密切，又称肝风内动、肝风。正如《临证指南医案》云："内风乃身中阳气之变动。"《素问·至真要大论》所说："诸风掉眩，皆属于肝。"内风主要包括肝阳化风、阴虚生风、热极生风、血燥生风及血虚生风等。吴老运用家学所治风科疾病包括但不限于外感所致的疫疠之气（麻风病）、六淫外邪（伤风、伤寒、温病、破伤风）；还有内风所致的神经系统疾病（中风、格林巴利综合征、历节风等）、风湿病（痛风、系统性红斑狼疮等自身免疫性疾病等）、皮肤病（湿疹、鱼鳞风、蛇皮风、紫癜等）以及神志疾病（癫狂、抑郁症、癫痫等）；还有《解围元薮》《疯门全书》中所记载的三十六种疯病。吴老结合家传风科知识与多年临证经验，在治疗风科时以"养血祛风，搜络祛风"立法，除了常用的风药防风、蒺藜等，还用当归、赤白芍等和血，且用全蝎、蜈蚣、僵蚕等虫类药搜风，临证取得了很好的疗效。

第三部分

专病论治

第一节 肺系病证

一、咳嗽

患者朱某，男性，6岁2个月，2022年8月3日初诊。

主诉：咳嗽3天。

现病史：患儿3天前贪食冷饮后咳嗽，症见咳嗽声重，白天尤甚，咳黄黏痰同时伴有鼻塞，口渴，就诊时烦躁多动，无头痛、汗出。

检查：扁桃体无肿大，体温36.4℃。

舌象：舌红，苔薄黄。

脉象：脉浮数。

西医诊断：上呼吸道感染。

中医诊断：咳嗽。

中医辨证：风热犯肺证。

治法：疏风散热，宣肺止咳。

处方：

紫菀10g	款冬花10g	金银花10g	连翘6g
苦杏仁6g	桔梗6g	蝉蜕6g	钩藤6g
生黄芩6g	炒莱菔子6g	浙贝母6g	辛夷花6g（包煎）
炒苍耳子6g	前胡6g	制远志8g	炒酸枣仁10g

4剂，水煎服，每日1剂，分3次饭后半小时温服

嘱其家属让患儿晚 7 点前入睡，注意饮食，勿食生冷。服药后二诊，患儿鼻窍已通，咳嗽频低且清，原方去辛夷花、炒苍耳子、炒莱菔子，再服 2 剂。

【按语】咳嗽是肺系疾病的主要症状之一，中医将其作为一个独立的疾病，分为外感、内伤两类。外感咳嗽多为新病，起病急，病程短，常伴肺卫表证；内伤咳嗽多为久病，常反复发作，病程长，可伴见他脏兼症。病因上外感咳嗽为外感六淫、疫病时邪及环境因素所致。内伤咳嗽多由虚损而来，为饮食、情志、他脏疾病等内伤病邪引起。《素问·咳论》曰："皮毛先受邪气，邪气以从其合也。其寒饮食入胃，从肺脉上至于肺则肺寒，肺寒则内外合邪因而客之，则为肺咳。"小儿为纯阳之体，形气未充，易为六淫所伤，患儿饮食受凉，寒邪入里郁而化热，咳嗽声重无汗出，舌红，脉浮数，辨证为风热犯肺，治以疏风散热，宣肺止咳。以紫菀、款冬花配伍为君药，紫菀味苦，性微温，归肺经，润肺化痰止咳，配伍前胡、莱菔子可加强其润肺化痰之功效，又兼下气止咳。金银花味甘性寒，归肺、心、胃经，具有清热解毒、疏散风热之功，连翘清热解毒，消肿散结，金银花可清风温之热，偏于透上身之热，连翘轻清而浮，善清心而去上焦诸热，散结消肿而治疮，偏于透达全身躯壳之热。二药相须为用，清热解毒之力倍增。患儿咳嗽声重，痰黄而黏，杏仁味苦性微温，归肺、大肠经，有止咳平喘之功，配桔梗能宣降肺气，同时桔梗长于宣肺化痰，利咽排脓。黄芩味苦性寒，善清泄上焦之肺热，用治肺热壅遏咳嗽。方中蝉蜕味甘咸、性凉，归肺、肝经，疏风解痉，现代药理研究显示，蝉蜕有抗惊厥、镇静之功效，长于治疗小儿壮热惊痫，钩藤归心、肝经，能清热平肝，息风止痉。二者合用可治小儿夜啼，寐不安。炒酸枣仁、制远志配伍可益智安神，化痰宁心，其中远志亦可祛痰止咳。患儿鼻塞，主用炒苍耳子、辛夷花配伍使用祛风散热，宣通鼻窍，炒苍耳子性微寒又可缓辛夷花辛温之性。

吴老认为对于风热、风燥等咳嗽不愈者，应首先注重生活饮食习惯，不宜食用辛辣香燥之品，以免伤阴化燥助热，内外同调方可治愈。

（龚中洁整理）

二、感冒

患者李某，女性，38 岁，1997 年 4 月 20 日就诊。

主诉：头痛、发热、咳嗽半月。

现病史：患者素体较弱，常感头晕、失眠，近半月外感后觉头痛，身微热，无汗，肩酸痛，咳嗽少痰，心烦口干。

检查：精神较差，面白，体温 37℃。

舌象：舌质淡，苔薄少。

脉象：脉细。

西医诊断：感冒。

中医诊断：感冒。

中医辨证：阴虚感冒。吴老认为其人素体虚弱，阴血不足，复感外邪，营卫不和，汗源无充，不能作汗祛邪。

治法：养血和营，宣肺解表，标本兼治。

处方：

当归 10g	川芎 3g	炒白芍 12g	防风 12g
荆芥 6g	太子参 15g	薄荷 10g	金银花 15g
白薇 10g	桑叶 15g	苦杏仁 10g	炒僵蚕 6g
杭菊花 15g	前胡 10g		

　　　　2 剂，水煎服，每日 1 剂，分 3 次温服

复诊患者头痛、身热消失，咳嗽、身痛减轻，仍口干，心烦。前方去荆芥、前胡，加桑枝 15g，黄芩 6g，芦根 20g。2剂后诸症消失，拟八珍汤调理善后，气血双补。

【按语】虚体感冒多见于形体虚弱或者有宿疾的患者，稍有不慎即易受邪，屡感屡发，其特点为虚实兼见，病情多缠绵。吴老认为对体虚或老年外感者，用一般感冒通剂，泛用解表散邪之法，无异于开门揖盗，致正气愈虚，外邪难除，病必不愈。正如《证治汇补·伤风》所云："如虚人伤风，屡感屡发，形气病气俱虚者，又当补中，而佐以和解。倘专泥发散，恐脾气益虚，腠理益疏，邪乘虚入，病反增剧也。"《医学心悟·论汗法》中云："汗者，散也……风寒初客于人也，头痛发热而恶寒，鼻塞声重而体痛，此皮毛受病，法当汗之。""凡一切阳虚者，皆宜补中发汗。一切阴虚者，皆宜养阴发汗。"基于此，吴老对体虚或年老感冒患者，重视扶正固本，标本兼顾，故获良效。方中以当归、炒白芍养血滋阴生津以助汗源；川芎、太子参行气血和营；防风、荆芥、薄荷、金银花、桑叶、苦杏仁、前胡解表散邪；白薇、杭菊花、炒僵蚕清热养阴。全方共奏养血和营、宣肺解表之功，标本兼治。

（苏强整理）

三、肺结节

患者管某，女性，51岁，2019年9月12日初诊。

主诉：体检发现肺结节，伴有咳嗽1个月。

现病史：患者自诉1个多月前于外院住院期间行胸部CT检查发现双肺多发结节，最大直径为8mm×6mm，时有咳嗽，咳少许黄痰，咽干，无心慌胸闷、消瘦、盗汗、头晕、头痛等症，精神、纳眠可，二便调。

检查：胸部CT提示双肺多发结节。

舌象：舌质暗红，苔薄黄。

脉象：脉弦细。

西医诊断：肺结节。

中医诊断：肺积病。

中医辨证：气阴两虚证。

治法：养阴化瘀，解毒散结。

处方：

苦杏仁10g	桔梗10g	连翘12g	金银花15g
夏枯草15g	石斛20g	芦根15g	北沙参15g
姜厚朴12g	炒僵蚕15g	蝉蜕12g	百合10g
蜜款冬花12g	枇杷叶12g	猫爪草10g	冬凌草10g
半枝莲10g	金荞麦20g		

7剂，水煎服，每日1剂，分3次温服

2019年9月19日二诊，患者诉咳嗽好转，仍有少量黄色黏痰，晨起咽干较前改善，入睡困难，舌暗红，苔薄黄，脉弦，二便调。原方加醋延胡索 15g，预知子 15g，炒酸枣仁 15g，蜜远志 12g，茯神 15g，青礞石 15g，合欢皮 15g，7 剂，水煎服，每日 1 剂，分 3 次温服。

2021 年 9 月 26 日三诊，患者诉睡眠已好转，且平素已无任何不适症状，乏力感亦不明显。守首诊方再进 7 剂，服法同前。

后患者长期就诊于吴老门诊，病情稳定，药物随症稍做加减，但治疗大法始终未变。半年后患者复查胸部 CT，提示双肺结节较前减少。

【按语】肺结节属中医学"肺积""肺痹"的范畴。该患者平素并无明显不适症状，仅于住院期间胸部 CT 检查中发现肺结节。吴老认为正气虚是肺结节的发病基础。正气虚以肺脾两虚、气阴虚为主，多与外感六淫邪气、情志内伤、饮食不节等合而致病。该患者年过半百，肺脾气虚，卫气不足，则易感外邪而咳嗽，且肺脾为人身气血津液化生运行之枢纽，肺脾失调则水津不化，停聚为痰，阻于肺络。气虚可生阴火，痰阻可化郁火，故气虚痰阻日久，阴液耗损，导致气阴两伤，痰阻肺络。病程迁延，久而化瘀，痰瘀互结，则成实邪，病位在肺。痰凝气滞、血瘀毒结为肺结节的基本病机。治疗上，吴老先拟益气养阴、止咳化痰、解毒散结为治疗大法，吴老指出，痰、瘀、毒的产生常与气滞相伴，故每于临证必用理气之法，常配伍杏仁、桔梗一升一降，共同调理肺之气机，复肺气之宣肃，加厚朴行气之功以下肺气，消痰涎而平咳喘。正如《灵兰要览》载："治积之法，理气为先。"其余药味则根据病机的主次选用，选用猫爪草、夏枯草等破气消积散结。久瘀化热，偶有咳嗽及黄痰，故加入连翘、金银花、半枝莲、冬凌草清热解毒散结。金荞麦清热解毒，活血消痈散结，是吴老治疗肺结节病的常用药。配伍蜜款冬花、枇杷叶，开宣肺气，降逆止咳。伴咽干则加北沙参、石斛、百合、芦根复其肺脾之气阴。肺积久病，往往邪毒入络，虫类为血肉有情之品，可搜风拔毒，循经攻通邪结，既能活血化瘀，又长于破坚攻积，非寻常草药可比，清代吴鞠通言："以食血之虫，飞者走络中气分，走者走络中血分，可谓无微不入，无坚不破。"虫类药性善走行，搜风剔络，能直达病灶局部，行气化痰散结，破血逐瘀消癥，故用炒僵蚕、蝉蜕搜风剔络、攻毒散结。二诊时患者入睡困难，吴老知患者焦虑结节恶变，情绪焦躁不安加重，故加醋延胡索、预知子行气疏肝解郁，炒酸枣仁、蜜远志、茯神、青礞石、合欢皮以安其神，并于诊治时嘱其放松心情，不必过于焦虑。经治疗，患者咳嗽、咽干、失眠均大为好转，后守方调治三月有余，再查胸部 CT 时结节已较前减少，说明病证与方药相符。后续治疗期间，吴老仍本着扶正祛邪、标本兼顾的治疗原则，以调理气机贯穿始终，继续予前方巩固治疗。

（郑腾整理）

第二节　心脑系病证

一、不寐

病案一

患者聂某，女性，17岁，2022年8月9日初诊。

主诉：反复入睡困难2月余。

现病史：患者由其母领来此处，其母代诉该患者平日沉默寡言，冲动易怒，学习成绩一般，经常熬夜学习至12点以后，于2022年6月在贵州省人民医院被诊断为"抑郁症"，对患者进行心理辅导后，患者情绪稍转平和，为求中医治疗，遂来就诊。

检查：神清，精神较差。询问患者近期睡眠、饮食情况，患者诉深夜12点以后上床但2～3小时都不能入睡，白天学习需要6点多起床，放假时每日要睡到10点后，头目昏沉，饮食不规律，常常早餐和中餐一起吃，饮食量少，大便不畅，2～3日一行，询问患者月经情况，诉经期不规律，颜色鲜红，兼有口干症状。

舌象：舌边红，苔黄腻。

脉象：左手关脉弦数，寸脉弱，右手脉弦滑。

西医诊断：睡眠障碍；抑郁状态。

中医诊断：不寐。

中医辨证：肝郁化火证。

治法：疏肝解郁，养心安神。

处方：

炒酸枣仁 15g	茯神 15g	预知子 15g	芦根 20g
蜜远志 12g	麸炒青皮 12g	佛手 12g	香橼 12g
蝉蜕 12g	石斛 15g	橘核 12g	醋延胡索 15g
合欢皮 15g	炒僵蚕 15g	炒建曲 15g	竹茹 15g
双钩藤 15g	炒蒺藜 15g	连翘 10g	苦杏仁 10g
桔梗 10g	胆南星 12g	桑椹子 10g	姜厚朴 10g
麸炒苍术 10g	青礞石 15g		

7 剂，水煎服，每日 1 剂

嘱咐患者母亲适当减轻患者学习压力，补充营养，监督患者按时吃饭服药，多与患者进行交流沟通。

2022 年 8 月 16 日二诊，患者用药后自觉饮食状况有明显好转，头目昏沉亦好转，睡眠情况有较为明显的改善，服药期间自觉冲动易怒的次数明显减少，心情较为舒畅。查患者脉弦，舌质润，苔薄白。原方去麸炒苍术，加五味子 16g，7 剂，水煎服，每日 1 剂。

2022 年 8 月 23 日三诊，患者就诊时诉出现便秘情况，考虑可能是由于芦根利尿太过，以致肠道津亏。除此之外，患者睡眠情况明显好转，每日能够正常睡眠 7 小时以上，饮食情况明显好转。脉缓，舌质润苔薄白。治以二诊方去芦根，加枳实 6g，北沙参 15g，7 剂，水煎服，每日 1 剂。

患者目前睡眠状况得到纠正，饮食情况得到明显改善，因此提醒患者上方用完后若大便不畅情况已解，则继续坚持规律作息及饮食习惯，以期自愈。上方共服用 21 剂后，患者未至门诊，2 个月后电话随访，患者诉目前状况良好，饮食、睡眠、月经均已恢复正常。

【按语】该患者因日常学习压力较大，成绩一般导致情志不畅，迁延日久，肝气不舒，肝火引动心火，以致阳不入阴，出现阴阳失交而致失眠及月经问题。又因思虑日久则伤脾，肝木乘脾土，导致痰湿内生，故饮食减少。肝气郁而化火，灼烧津液，痰火胶结，故而大便不畅。治疗以清肝泻火、燥湿化痰、安神益智为主，从痰火论治。方中青礞石清热化痰、清肝泻火，与炒僵蚕、竹茹、胆南星、橘核联用，增强化痰之功，蝉蜕、双钩藤、炒蒺藜三者能平肝息风，与前药共奏清肝息风、清化热痰之功。炒酸枣仁、茯神、蜜远志、五味子宁心安神。预知子、麸炒青皮、佛手、香橼、醋延胡索、合欢皮合用以疏肝解郁。芦根、石斛、北沙参以滋阴生津。连翘清透里热邪气，以达"透热转气"之功。苦杏仁、桔梗宣肃肺气，通降气机，使肺气下降，肝气自升，同时与厚朴合用以泻下通便。炒建曲、麸炒苍术健脾化湿，和胃消食，亦可安神。桑椹子补养肝肾，肝肾之精充足，则气血生化无虞，心神安定，肠道濡润。

病案二

患者王某，女性，34 岁，2022 年 7 月 22 日初诊。

主诉：反复入睡困难半年。

现病史：患者自诉近半年来出现入睡困难症状，每天只能睡 5～6 小时，且晚上很容易醒来，浑身乏力，自觉整日精神困倦，疲乏无力，记忆力衰退，腰酸，饮食减少，每餐仅能食约 2 两饭。为求中医治疗，经人介绍后前来吴老处诊治。

检查：询问患者月经情况，诉其月经周期 30 天，月经经期 4～5 天，但末次月经经期 7 天，月经量少。询问患者每日几点睡觉，患者答通常于 12 点以后入睡。询问其工作和家庭状况，患者诉自己经管一家餐馆，平日工作压力较大，家中小孩上下学需要接送，下班后需要处理家务。精神较差。

舌象：舌瘦小，质淡，少苔。

脉象：左手寸脉细弱、关脉弦数，右手脉细弱。

西医诊断：睡眠障碍。

中医诊断：不寐。

中医辨证：心肝血虚证。

治法：养血安神，益气健脾。

处方：

炒酸枣仁 15g	茯神 15g	当归 15g	续断 15g
仙鹤草 15g	蜜远志 12g	炒白芍 15g	麸炒白术 15g
醋香附 12g	预知子 15g	淫羊藿 15g	巴戟天 15g
侧柏叶 20g	地榆炭 20g	大蓟炭 20g	藕节炭 20g

益母草 20g　　肉苁蓉 15g　　杜仲 15g　　醋延胡索 15g

黄芪 50g　　　白茅根 30g　　丹参 10g　　花蕊石 10g

10 剂，水煎服，每日 1 剂

嘱患者每日必须于晚上 10 点之前入睡，早晨 7 点半之前起床，白天不能睡觉。处理好家庭和工作之间的时间安排问题，建议其多和家人交流沟通，尽可能减少压力。

2022 年 8 月 1 日二诊，患者用药 1 周后，自觉精神状态好转，腰酸症状减轻，睡眠质量得到明显改善，每天能够有 6 小时的睡眠时间，其间不会醒来，患者自诉疲乏症状好转，每日晨起至午间段工作时间内能保持较好的精神状态，饮食量增加，每餐能食 4 两食物左右。诊其脉缓弦细，舌质润，苔薄白。予前方加太子参、山药、龙眼肉各 15g，炒白扁豆、枸杞子各 12g。10 剂，水煎服，每日 1 剂。

2022 年 8 月 11 日三诊，患者用药后自觉睡眠无障碍，每日有 7～8 小时的睡眠时间，工作后会感觉到轻微的乏力、疲劳，记忆力也较之前有明显好转。询问其月经情况，经期由 7 天缩短至 4 天，月经量较之前增多，饮食如常。查其脉缓，舌质润，苔薄白。处方以前方去醋香附、丹参、龙眼肉。10 剂，水煎服，每日 1 剂。

患者用药后未再来就诊，故 1 月后电话咨询了解，患者各项症状已消失，病愈。

【按语】该患者由于过度劳累，气血亏虚，阳气受损，不能濡养五脏，以致脾虚，饮食减少，生化乏源，气血进一步亏损，营血不足，阴虚不能纳阳（"水浅龙升"），阴阳不交而致失眠，带脉不固，经期延长。心肝阴血不足，神魂失养，故不寐、月经量少。肾失濡养，则肾精不足，故腰脊酸软、记忆力衰退。故治疗之时，以养血补心安神、益气温阳健脾为主，兼以活血止血。方中炒酸枣仁、茯神、蜜远志养心安神。当归、炒白芍、益母草滋阴养血，合丹参活血，使全方补而不滞。黄芪、麸炒白术益气健脾。淫羊藿、巴戟天、肉苁蓉温补肾阳。杜仲、续断补益肝肾，强健筋骨。醋香附、预知子、醋延胡索疏肝行气。侧柏叶、地榆炭、大蓟炭、藕节炭、白茅根、仙鹤草合花蕊石能止血化瘀，防止血由经下，过度失血。

病案三

患者周某，女性，43 岁，2020 年 10 月 13 日就诊。

主诉：反复入睡困难 2 个月。

现病史：患者由亲属陪同前来就诊，患者自述近 2 个月来睡眠状态较差，常常心烦，多梦，食欲减退，曾使用安眠药（艾司唑仑）治疗，效果较差，兼有口干、头晕症状。今为求中医治疗，而来就诊。

检查：神清，精神较差。询问患者既往是否经历过较大的心理伤害，患者哭诉半年前家中亲人过世。询问患者月经情况，患者诉经期不规律。

舌象：舌质红，少苔。

脉象：脉弦细数。

西医诊断：睡眠障碍。

中医诊断：不寐。

中医辨证：心肾不交证。

治法：交通心肾，养血安神。

处方：

炒酸枣仁 15g　　生龙骨 15g　　夜交藤 15g　　当归 15g

怀山药 15g　　　茯神 15g　　　制远志 12g　　青礞石 15g

麸炒青皮 12g　　合欢皮 15g　　佛手 12g　　　炒白芍 15g

炒白扁豆 12g　　山萸肉 15g　　蝉蜕 12g　　　双钩藤 15g

醋延胡索 15g　　预知子 15g　　益母草 20g　　茯苓 20g

葛根 15g　　　　桑椹子 15g　　香橼 12g　　　蚕砂 12g（包煎）

莲子心 3g

　　　　　　　　　　　　　　　9 剂，水煎服，每日 1 剂

　　嘱患者家属应当多关心患者，多与患者沟通交流；建议患者多外出走动，可以通过旅游散心。

　　患者用上方 9 剂后，睡眠、饮食状况恢复如常。

　　【按语】患者由于经历较大的心理创伤，以至于情志抑郁，肝气郁滞，久而化火，雷火偏亢，上助心火，致心火不能下温肾水，体内气机升降失常，故见心烦失眠多梦、头晕及口干、月经先后不定期等症。又因思虑日久则伤脾，故患者食欲减退。本病例主要发病原因是患者情志抑郁日久，故治疗时应该以心理疏导为主，同时使用药物以疏肝解郁，清心安神，兼以滋养肝肾，健脾开胃。方中以炒酸枣仁、茯神、制远志、夜交藤、青礞石、生龙骨安神；当归、炒白芍滋养心血以达安神之效；麸炒青皮、合欢皮、佛手、醋延胡索、预知子、香橼能疏肝解郁；双钩藤、蝉蜕能平肝息风；怀山药、炒白扁豆、茯苓、蚕砂以健脾利水，化湿开胃；怀山药、山萸肉、桑椹子补益肝肾；莲子心以泻心火。

（焦德强整理）

二、癫痫

患者燕某，女性，14 岁，2021 年 12 月 7 日初诊。

主诉：间断性突发晕倒、口吐白沫 5 年余。

现病史：病史由家属代诉，5 年前患者无明显诱因突发意识障碍，发作前感头晕不适，进而突然晕倒，头后仰，四肢僵硬，口中发出怪叫声，伴口吐白沫，持续时间约 10 分钟，苏醒后对所发症状不知，感全身疼痛、乏力。家属诉患者情绪易波动；此前曾就诊于贵州、重庆多家医院，疗效均不佳，病情时有反复发作。

检查：感头痛，睡眠差，近来大便 3 日一行，小便可。

舌象：舌红，苔白腻。

脉象：脉滑数。

西医诊断：癫痫。

中医诊断：痫证（休止期）。

中医辨证：风痰阻络证。

治法：息风化痰。

处方：

双钩藤 12g　炒僵蚕 12g　　全蝎 10g　　　苦杏仁 10 g

桔梗 10g　　炒苍耳子 12g　辛夷 10g（包煎）炒蔓荆子 15g

竹茹 12g　　炒蒺藜 12g　　胆南星 12g　　蜈蚣 1 条

蜜远志 12g　炒酸枣仁 15g　合欢皮 12g　　金银花 20g

连翘 12g　　羌活 12g　　醋延胡索 15g　预知子 15g

天竺黄 12g　姜厚朴 12g　　火麻仁 10g（打碎）

　　　　　　　　　　　7 剂，水煎服，每日 1 剂

嘱患者早睡早起，放松心情；禁食辛辣、甜腻食物（如火锅、奶茶、饮料等）。

2021 年 12 月 14 日二诊，患者服药后上症稍有改善，舌红苔腻，脉滑数。于前方基础上去羌活，加独活 12g，青皮 10g，佛手 10g，香橼 10g，旋覆花 12g（包煎）。14 剂，水煎服，每日 1 剂。

2021 年 12 月 28 日三诊，患者家属诉服药期间癫痫症状发作过一次，整体症状较以前发作时减轻，并诉头痛较上次稍有缓解，大便 2 日一行，睡眠较差。舌淡苔白腻，脉弦滑。患者舌苔白腻，体内痰湿较重，睡眠质量仍差，故继于前方加法半夏 12g，青礞石 15g，蝉蜕 12g，炒石菖蒲 10g，防风 10g，藁本片 10g。30 剂，水煎服，每日 1 剂。

2022 年 1 月 28 日四诊，患者家属诉近一个月服药期间未发癫痫，头痛症状好转，睡眠改善。舌淡苔白，脉弦，嘱患者继续服用前方。

2022 年 3 月 1 日五诊，患者家属诉近一个月未发癫痫，大便改善，每日一行。舌淡苔薄白，脉弦细。于前方基础上去火麻仁、厚朴。

后患者于门诊复诊过两次，症状均较前好转，服药期间均未发生癫痫症状，继续于上方基础上进行加减治疗，半年后随访，患者家属诉至第四次复诊后至今未发过癫痫，无头痛，无肢体乏力，大便正常，睡眠好转。

【按语】癫痫病是由于先天或后天因素，使脏腑受伤，神机受损，元神失控所导致的，是以突然意识丧失，发则仆倒，不省人事，两目上视，口吐涎沫，四肢抽搐，或口中怪叫，移时苏醒，醒后一如常人为主要临床表现的一种发作性疾病。西医学认为，癫痫是由多种病因引起的大脑功能障碍，是以大脑神经元过度放电或同步神经元活动导致突然性、短暂性、刻板性的症状反复发作为特征的一种疾病。《素问·奇病论》云：“人生而有病癫疾者……病名为胎病，此得之在母腹中时，其母有所大惊，气上而不下……故令子发为癫疾也。”《三因极一病证方论·癫痫叙论》指出：“癫痫病，皆由惊动，使脏气不平……或在母胎中受惊，或幼小感风寒暑湿，或饮食不节，逆于脏气而成。”故此中医则多认为本病与先天禀赋不足、七情失调、外感六淫、跌扑损伤，瘀血内留有关。癫痫的治疗常遵循“急则治其标，缓则治其本”的基本原则，其病因复杂，易由风、痰所引发，出现神志不清，病性多寒热错杂。结合患者舌脉及家属诉患者发作时的症状，本病属风痰阻络，治疗当以双钩藤平肝息风。炒僵蚕、全蝎、蜈蚣、炒蒺藜息风止痉，再配以胆南星、天竺黄、竹茹清热化痰同时兼息风定惊。石菖蒲醒神开窍。祛风豁痰开窍的同时当镇惊安神，故以蜜远志养心安神兼祛痰开窍，炒酸枣仁宁心安神，青礞石坠痰以镇惊安神。苦杏仁、桔梗两药合用降气宣肺化痰，一升一降，调整全身气机。患者发作时表现为四肢强直，伴口中怪叫，表现出一副热象，当用寒性药物清泄实热，故方中予金银花、连翘清泄实热解毒。患者时常有情绪不适，结合癫痫又多因肝风夹痰而起，肝体阴而用阳，主疏泄，属木主风，宜开不宜郁，故治当以疏肝顺肝为要，以合欢皮、醋延胡索、预知子、青皮、佛手、香橼调畅气机使肝调畅通达以息风平惊。患者长期便秘，3日一行，结合舌脉符合体内有热的表现，故以姜厚朴下气，火麻仁润肠通便。患者发作前常有头痛，故以炒蔓荆子、藁本片清利头目除湿以止痛。炒苍耳子、辛夷祛风通窍，同时吴老通过大量的临床应用认为二者可起调节人体免疫的作用，故而在祛邪通窍后进一步调节机体自身免疫以使阴阳调和。诸药合用，息风止痉，豁痰开窍，宁心安神定志以调和阴阳，从而避免癫痫的反复发作。

（万江整理）

三、室性期前收缩

患者李某，男性，73岁，1998年7月16日初诊。

主诉：心慌、气短、喘憋2年余。

现病史：患者2年前无明显诱因出现心慌、气短、乏力、喘憋，活动后及夜间加重。未予正规治疗，现症状逐渐加重，今为求中医治疗，遂来就诊。

检查：面部虚浮，四肢不温，喜热恶寒，大便溏，每日一次，小便清长，唇绀甲紫。心电图提示：心率62次/分钟，心律不齐，频发室性期前收缩。

舌象：舌质淡，舌体胖，苔滑。

脉象：脉沉迟结代。

西医诊断：室性期前收缩。

中医诊断：心悸。

中医辨证：心阳虚衰，阴寒偏盛。

治法：益气复脉，助阳温经。

处方：

炙黄芪30g　党参30g　　炙甘草15g　麦冬10g

五味子10g　麻黄6g　　　丹参10g　　制附片6g（先煎）

细辛2g　　　补骨脂10g　菟丝子10g　红参10g（另煎）

5剂，水煎服，每日1剂

尽剂后，室性期前收缩偶发，形寒肢冷减轻，大小便正常，脉沉弱，偶有结代。原方加肉桂3g，治疗半月余，患者精神好，心电图正常。

【按语】 室性期前收缩又叫室性早搏，是一种最常见的心律失常。正常人发生室性期前收缩的机会随年龄的增长而增加。本病常见于冠心病、风心病、心肌病以及二尖瓣脱垂的患者，其临床表现为心悸不适。本病在中医学中是指患者自觉心中悸动、惊惕不安，甚则不能自主的一种病证，包括惊悸和怔忡。本病临床中多呈发作性，每因情志波动或劳累过度而发作，且常常伴有胸闷、气短、失眠、健忘、眩晕、耳鸣等症。该患者年老阳气衰弱，心为火脏，君主不明，导致心悸，脉结代，正如《金匮要略》所云"阳微阴弦"。"阳微"即心阳虚弱，上焦阳气不足，"阴弦"即阴寒、痰瘀等邪气上乘于胸而成痹，发生心悸即为"胸痹，胸中阳微不运，久则阴乘阳位，而为痹结也"。治当求本，以"阳微"为基，"阴弦"为要，因肾主先天命门之火，命火不能蒸运心阳，故温煦鼓动无能。温通心阳，活血化瘀，标本兼治，为治疗胸痹心痛的主要方法。治疗上运用麻黄附子细辛汤助阳通络，配以生脉散益心气，温心阳，生津复脉。诸药合用达到治病求本之目的。方中麻黄、制附片、细辛、肉桂以振奋心阳通络；红参、党参、炙黄芪、炙甘草、麦冬、五味子取生脉散之意以生津复脉，温通心阳；补骨脂、菟丝子以助肉桂温肾纳气；丹参活血化瘀以通心脉。

（苏强整理）

四、偏头痛

患者占某，女性，46 岁，2022 年 10 月 27 日初诊。

主诉：左侧头痛 5 年余。

现病史：患者 5 年前因情绪紧张后突发左侧头痛，每日发作 7～9 次，发作时无法入睡，深受其扰，情志难舒，日间感神疲乏力，行各种检查都未见器质性病变，诊断为"紧张性头痛"。遍寻中西医治疗无果，经熟人介绍特来找吴老寻医问药。

检查：神清，精神差。

舌象：舌尖红，舌苔厚腻。

脉象：脉弦滑。

西医诊断：紧张性头痛。

中医诊断：偏头痛。

中医辨证：痰湿内阻，肝郁气虚证。

治法：化痰祛湿，疏风开窍，舒肝补气。

处方：

青皮 12g	佛手 12g	香橼 12g	醋延胡索 15g
预知子 15g	制远志 12g	生黄芩 10g	双钩藤 15g
黄芪 30g	当归 12g	炒白芍 12g	炒白术 15g
蝉蜕 12g	蔓荆子 12g	炒苍耳子 15g	辛夷花 12g（包煎）
苦杏仁 10g	桔梗 10g	炒石菖蒲 15g	连翘 12g
金银花 12g	防风 10g	茯神 15g	炒酸枣仁 15g
青礞石 12g	羌活 12g		

7 剂，水煎服，每日 1 剂

2022 年 11 月 10 日二诊，患者诉服上方后头痛发作次数减少，每日 5～6 次，现症见口渴，观其舌脉较前变化不大，前方治疗有效，辨证准确，继用前方并加强祛湿之力，方如下：

炒僵蚕 15g	青皮 12g	佛手 12g	香橼 12g
预知子 15g	制远志 12g	生黄芩 10g	醋延胡索 15g
双钩藤 15g	黄芪 30g	当归 12g	炒白芍 12g
炒白术 15g	蝉蜕 12g	炒苍耳子 12g	辛夷花 12g（包煎）
蔓荆子 12g	苦杏仁 10g	炒石菖蒲 15g	桔梗 10g
连翘 12g	金银花 12g	防风 10g	茯神 15g
青礞石 12g	羌活 12g	法半夏 12g	炒酸枣仁 15g
炒苍术 12g			

7 剂，水煎服，每日 1 剂

2022 年 11 月 17 日三诊，患者来诊时面带笑容，诉头痛已很少发作，每周 2 ～ 3 次，发作时疼痛也明显减轻，可耐受，舌质淡红，舌苔转薄，脉稍弦，继予前方减味，列方如下：

炒僵蚕 15g　青皮 12g　佛手 12g　香橼 12g

预知子 15g　制远志 12g　生黄芩 10g　醋延胡索 15g

双钩藤 15g　黄芪 30g　当归 12g　炒白芍 12g

炒白术 15g　蝉蜕 12g　炒苍耳子 12g　辛夷花 12g（包煎）

蔓荆子 12g　苦杏仁 10g　桔梗 10g　连翘 12g

金银花 12g　茯神 15g　青礞石 12g　炒酸枣仁 15g

　　　　　　　　　　7 剂，水煎服，每日 1 剂

药后患者未再复诊，后随访患者头痛未再复发。

【按语】中医学中认为偏头痛是由多种病因导致的，但不外乎外感和内伤两大类。头为"精明之府""诸阳之会"，如《张氏医通》所云："六腑清阳之气，五脏精华之血，皆朝会于高颠。天气所发，六淫之邪，人气所变，五贼之运，皆能犯上而为灾害。"所以外邪可以直接侵袭，也可以沿经脉循行上犯，导致头部经脉郁阻。除了外邪，尚有内伤久病致正气虚衰，阴阳失调，痰湿内蕴，阻滞气机，致清阳不升，脑部脉络失于濡养，发为头痛。且痰湿亦有化热趋势。而患者长期发病，情志难舒，日久肝气郁结于内而加重头痛，互为因果，病更难愈。

　　此患者情志难舒，故予青皮、佛手、香橼、醋延胡索、预知子行气疏肝解郁。以双钩藤平肝潜阳。气血虚象明显，故予黄芪、当归、炒白芍、炒白术益气养血。蝉蜕、蔓荆子、炒苍耳子、辛夷花疏风开窍，清利头目止痛。结合舌苔，可见有湿，予羌活、防风祛湿，搭配炒石菖蒲之芳香化湿，同时石菖蒲芳香之性又有开窍之效，加强了治疗效果。苦杏仁、桔梗调节气机。舌尖红，可见上焦有热象，予生黄芩、连翘、金银花清热。茯神、炒酸枣仁、制远志、青礞石益智养心，安神镇惊。

患者复诊时见口渴，但舌苔仍然厚腻，此并非津液枯竭之征，实为湿邪阻滞气机，使得津液输布不畅所致，故加用法半夏、苍术增强燥湿之力。三诊时患者舌苔转薄，口渴感消失，可见前辨证无误，而现在湿邪已清，故去掉祛湿之品，再予前方巩固疗效。后症状便未再复发。

西医学研究认为，偏头痛作为神经内科疾病，在临床非常常见，多为搏动性，可发为单侧，也可发为双侧，疾病发作持续时间长，程度一般为中至重度，常有伴随症状，如呕吐、恶心、畏声、畏光等。偏头痛患者的生活质量多因其反复发作而变为慢性头痛。偏头痛的全球患病率高达15%，以女性偏多，西医治疗偏头痛只能通过口服药物来缓解症状，并不能根治。目前常用的药物有非甾体抗炎药、巴比妥类药、阿片类药、5-羟色胺受体激动剂，缓解期预防性治疗包括钙通道与β受体阻滞剂、抗抑郁药、抗癫痫类药物等。其中盐酸氟桂利嗪为第2代哌嗪类钙通道阻滞剂，较为常用，对于缓解头痛起效快、效果好，并有一定预防偏头痛再发的作用。但患者长期用药常出现诸多不良反应，如恶心、腹部不适等，尤其对于老年患者长期服用易出现锥体外系症状。

（阳帆整理）

五、头风

患者张某，女性，25岁，1998年10月11日初诊。

主诉：反复头痛6年余。

现病史：患者头痛6年多，经多方治疗无效，确诊为顽固性血管神经性头痛，服"镇脑灵"等药头痛缓解，药停复发。今为求中医治疗，遂来就诊。

检查：神清，精神差。头痛始自右颞部、眼眶或前额部，渐而扩展到半侧头部，有时遍及整个头部，疼痛多为搏动性钻痛、刺痛，发作时常伴有恶心呕吐，失眠头晕。

舌象：舌暗红，苔薄黄而干。

脉象：脉沉涩。

西医诊断：顽固性血管神经性头痛。

中医诊断：头风。

中医辨证：阳气不宣，瘀血阻络，厥阴风火上扰。

治法：宣阳通络，化瘀清肝。

处方：

决明子12g　茺蔚子12g　桃仁10g　　蔓荆子15g

红花2g　　　柴胡10g　　全蝎10g　　赤芍12g

当归12g　　川芎6g　　　双钩藤12g　天麻10g

菊花10g　　桔梗10g　　枳壳10g　　大葱管2根（15cm长）

　　　　　　　　　　　　　　　5剂，水煎服，每日1剂

服药5剂后患者头痛明显减轻，发作次数减少，精神好转。再治疗1月，头痛已止，病告痊愈，随访至今，未曾复发。

【按语】血管性头痛是指头部血管舒缩功能障碍及大脑皮层功能失调或某些体液物质暂时性改变所引起的临床综合征，是门诊头痛患者中最多见的一种类型。血管性头痛以一侧或双侧阵发性搏动性跳痛、胀痛或刺痛为特点，可伴有视幻觉、畏光、偏盲、恶心呕吐等自主神经功能紊乱症状。血管性头痛分为原发性和继发性两大类。因头部血管舒缩功能障碍引起的头痛，称为原发性头痛，包括偏头痛、丛集性头痛等；有明确的脑血管疾病所致的头痛，称为继发性头痛，包括高血压、蛛网膜下腔出血、脑卒中、颅内血肿、脑血管炎等所引起的头痛。凡百病不效，抱病终生，至死不愈之头痛，称为"头风"，古代谓之"头风痼疾"。该患者系顽固性血管神经性头痛，属中医学"头风"范畴，为清阳不升，浊邪阻塞少阳，气血瘀滞，厥阴内火乘虚上扰所致，当治以宣通阳气，清肝化瘀，通络止痛。故投以大葱管辛温宣散，通上下之阳气；当归、赤芍、川芎、桃仁、红花活血化瘀止痛；柴胡、枳壳、桔梗疏肝行气解郁；茺蔚子、决明子、蔓荆子、双钩藤、天麻、菊花清肝明目；全蝎搜络解痉止痛。全方取通窍活血汤之意升阳解郁，活血化瘀止痛。方药符证，故能收效。

（苏强整理）

六、三叉神经痛

患者韦某，女性，49 岁，初诊日期 2021 年 3 月 21 日。

主诉：右侧面部抽搐伴疼痛 15 天。

现病史：患者 15 天前突感右侧面部抽搐，疼痛难忍，呈电击样痛，5分钟后可缓解，遂就诊于贵州省人民医院行相关检查后诊断为原发性三叉神经痛，予"卡马西平、加巴喷丁"等治疗后未见明显缓解，后经人介绍就诊于吴老处。

检查：患者诉右侧面部间断抽搐伴疼痛，影响饮食及睡眠，双眼干涩，血压166/94mmHg，二便调。

舌象：舌红，苔黄。

脉象：脉弦紧。

西医诊断：原发性三叉神经痛。

中医诊断：面痛。

中医辨证：风痰阻络证。

治法：平肝息风，化痰通络止痛。

处方：

生石决明30g	生珍珠母30g	夏枯草15g	双钩藤15g
全蝎12g	地龙12g	炒僵蚕15g	蚕砂12g（包煎）
羌活12g	炒苍耳子15g	薄荷12g	辛夷花12g（包煎）
连翘12g	金银花30g	谷精草15g	茺蔚子15g
秦艽12g	丝瓜络12g	刺蒺藜15g	川牛膝15g
北沙参15g	茯神15g	桑椹子15g	炒酸枣仁15g

7剂，水煎服，每日1剂

嘱患者起居有常，注意饮食，治疗期间禁食肥甘厚味、滋腻、寒凉之品。

2021年3月21日二诊，患者服上方7剂后，右侧面部疼痛较前减轻，饮食及睡眠较前改善，血压150/84mmHg，二便调。上方继服14剂。

2021 年 4 月 4 日三诊，患者右侧面部疼痛明显缓解，饮食及睡眠均正常，血压 132/80mmHg，双眼无干涩感，舌红，苔薄黄，脉弦。治疗在前方基础上去炒酸枣仁、茯神、桑椹子、北沙参。7 剂，水煎服，每日 1 剂。

2021 年 4 月 18 日复诊，患者诉偶有右侧面部疼痛，多因情绪不佳时诱发，饮食、睡眠可，二便调，舌红苔黄，脉弦。于前方减羌活、谷精草、茺蔚子，加醋延胡索、预知子疏肝理气。后于门诊调治 3 个月，患者诉右侧面部已无疼痛，情绪较前稳定。

【按语】西医学认为三叉神经痛是一种在头面部、口腔内三叉神经分布区域内的阵发性剧烈疼痛，可分为原发性三叉神经痛和继发性三叉神经痛，其病因及发病机制尚不清楚。据报道，原发性三叉神经痛的发生率为 47.8/10 万～ 182/10 万人，多见于中老年人，70%～ 80% 发生于 40 岁以上成年人，发病高峰年龄在 48 ～ 69 岁，且女性居多。本病具有顽固性、反复性和难根治性，不但对患者的身心健康及生活质量造成了不良影响，而且对家庭及社会造成了较大的经济负担。本病归属于中医学中"面痛""颌痛""口齿痛""颊痛""面游风"和"头风"等范畴。《证治准绳》云："面痛皆属于火……暴痛多实。"清代医家魏之琇《续名医类案》中描述本病"忽一日连唇口、颊车、发际皆痛，不开口，难言语，饮食亦妨，在额与颊上，常如糊，手触之则痛作"，更是与现代所说的原发性三叉神经痛症状极为类似。六淫之邪外袭，上犯颠顶，阻抑清阳可致本病，此即"不通则痛"；或内伤诸疾，致气血逆乱，瘀阻脉络，清窍失养，亦成本病，此为"不荣则痛"。根据中医经络的循行络属，本病与少阳、阳明经关系密切，临床上以肝胆风火和阳明燥热多见，其实质是体内气血失调，气血逆乱，酿生风火。肝郁则气机升降失常，或因郁怒过度，致气机紊乱，导致水液输布不利，水液停蓄而成痰。或肝失疏泄，肝气郁结化火，火灼津液，炼液为痰。故风、痰为本病基本病机，并贯穿始终。常见证候可分为风热袭表证、风寒袭表证、胃火上攻证、肝火上炎证、气滞血瘀证、风痰阻络证、气血亏虚证、阴虚阳亢证等。

吴老认为，就本例患者而言，其证属风痰阻络。患者既往有高血压病史，肝风内动，加之患者肝气郁结，久郁而化火，火灼烧津液，炼液为痰，风、痰相伴上行，聚于头面部，故见患者右侧面部疼痛。因此，治以平肝息风，化痰通络止痛。方中生石决明、生珍珠母、双钩藤、夏枯草、秦艽、刺蒺藜平肝息风。全蝎、地龙、炒僵蚕、蚕砂化痰通络止痛。连翘、金银花、炒苍耳子、辛夷花、薄荷、羌活疏风解表。谷精草、茺蔚子明目退翳。炒酸枣仁、茯神、桑椹助神安眠。因此病具有顽固性、反复性和难根治性，故需加虫类药物，因其为血肉有情之品，故化痰通络之力更甚。方中地龙性寒，味咸，归肝、脾、膀胱经，具有清热止痉、平肝息风、通经活络、平喘利尿的功效，用于治疗高热神昏、惊痫抽搐、关节痹痛等病证；全蝎穿筋透骨，为逐湿祛风、息风止痉、通络止痛之要药。全蝎、地龙相配伍具有搜风通络止痛之功，现代药理学研究显示，无论是外周还是中枢给药，全蝎、地龙均有显著的镇痛作用。风邪善行而数变、易兼他邪，方中运用大量的息风、化痰之品，其一，使风不上行，更不能夹痰而上；其二，"百病皆由痰作祟"，痰去则病自消，故本方以治风、痰为要。但化痰之药不可滥用或久服，因化痰药多辛、温之品，久用恐耗气、动血，以添他病。综合全方，有平肝息风、化痰通络止痛之效。

（王涛涛整理）

七、良性阵发性位置性眩晕（耳石症）

患者杨某，男性，43 岁，2023 年 2 月 18 日初诊。

主诉：头晕反复发作 5 年余，加重 2 天。

现病史：5 年前患者因劳累后出现头晕，视物旋转，休息时症状减轻，此后反复发作，眩晕与体位变化有关，呈发作性，一般持续 1 分钟左右，发作时伴冷汗淋漓，恶心欲吐，无手抖，无肢体麻木、昏迷及晕厥等症伴发，无耳鸣、听力损失等耳蜗受损症状，平素情志不遂，纳眠差，大便偏干。

检查：神清，精神较差，体位变化时眩晕加重。头颅 CT 示未见明显异常。

舌象：舌质红，苔黄腻。

脉象：脉弦滑。

西医诊断：良性阵发性位置性眩晕。

中医诊断：眩晕。

中医辨证：肝阳化风证。

治法：祛风通窍，疏肝解郁。

处方：

炒苍耳子 15g　辛夷花 12g（包煎）　制厚朴 15g　枳实 3g

郁李仁 12g　　醋延胡索 15g　　预知子 15g　法半夏 15g

苦杏仁 10g　　桔梗 10g　　　　蔓荆子 15g　羌活 12g

茯苓皮 20g　　连翘 10g　　　　金银花 15g　玉米须 30g

桑椹子 15g　　炒酸枣仁 15g　　合欢皮 12g　茯神 15g

炒僵蚕 15g　　白蒺藜 15g　　　防风 12g　　钩藤 15g

蝉蜕 12g

　　　　　　　　　　3 剂，浓煎，每日 1 剂，服 3 次

嘱其必须忌甜食、糖类、饮料；低盐饮食；必须早睡（21点 30 分之前）；保持心情舒畅。

2023 年 2 月 21 日二诊，服方后患者眩晕好转，偶尔发作，睡眠明显改善，大便正常，前方去郁李仁、制厚朴、枳实、苦杏仁、桔梗继续服用。

2023 年 2 月 28 日三诊，前方服毕，此后患者眩晕未再发作。

【按语】良性阵发性位置性眩晕俗称"耳石症"，其临床特点是头部运动到某一特定位置时诱发的短暂的眩晕，是一种具有自限性的周围性前庭疾病，是最常见的周围性眩晕疾病之一，发作时间一般不超 60 秒，临床上主要通过手法复位。良性阵发性位置性眩晕，属中医学"眩晕"范畴。关于眩晕，历代书籍早有记载，《素问·至真要大论》云："诸风掉眩，皆属于肝。"指出眩晕与肝脏关系密切。历代医家多认为此病本虚标实，与风、痰、瘀有关，《素问玄机原病式·五运主病》云："风气甚而头目眩晕者，由风木旺……风火皆属阳……两动相搏，则为之旋转。"元代朱丹溪《丹溪心法》曰："无痰不作眩，痰因火动。"故眩晕多由风阳升动，上扰清空，或夹痰，痰浊中阻，清阳不升所致。吴老认为本例患者长期情志不舒，气郁化火，灼伤肝阴，肝阳化风，上扰清空，则发为眩晕。舌质红，苔黄腻，脉弦滑，为肝阳化风，兼夹痰热之象。治疗以祛风通窍为主，兼疏肝解郁、清热化痰。本案病位在耳，取炒苍耳子、辛夷花、蔓荆子祛风通窍，散上焦之风邪，三药同为君药。法半夏、炒僵蚕祛风化痰。白蒺藜、钩藤、蝉蜕增强祛风之功，平肝潜阳。防风、羌活配伍搜风胜湿；制厚朴、枳实、郁李仁行气通便。苦杏仁、桔梗有调畅气机之功。醋延胡索、预知子、合欢皮疏肝行气解郁。金银花、连翘疏风清热。茯苓皮、玉米须利水渗湿，吴老认为该两味药尚且能减轻内耳水肿。桑椹子补血养血，滋养清窍。炒酸枣仁、茯神养心安神。全方以祛风通窍为主，兼平抑肝阳。嘱患者服药期间忌甜食、糖类、饮料等易生痰生湿食物。二诊患者诉大便恢复正常，故去郁李仁、制厚朴、枳实、苦杏仁、桔梗。全方合用，使风邪得祛，肝气条达，痰化脑清，则眩晕得以痊愈。

（陈军娅整理）

八、高血压性眩晕

病案一

患者邵某，男性，67岁，2023年3月10日初诊。

主诉：发现血压升高、头痛头晕10余年，加重5天。

现病史：10余年前患者自觉头晕头痛，无恶心、呕吐，无恶寒、发热等症，遂于当地医院就诊，测得血压为180/100mmHg，头颅CT未见明显异常，经治疗后症状稍好转，具体治疗方案不详，其间间断服用降压药，不规律监测血压，血压维持在130～190/90～120mmHg，头晕头痛时有反复。5天前因与人争吵后感头晕头痛加重，其间测得最高血压为190/110mmHg，就诊于某县人民医院行头颅CT及MRI未见明显异常，经苯磺酸左氨氯地平片5mg及厄贝沙坦片150mg每日1次口服降压治疗后症状及血压缓解不明显。今为求中医治疗，特来请吴老诊治。

检查：睡眠欠佳，多梦，眼球胀痛，烦躁易怒，腰膝酸软，口干欲饮，时有嗳气，伴有关节疼痛，有痛风性关节炎病史。测得血压186/118mmHg。平素喜食肥甘厚味，偶有饮酒。外院头颅CT及MRI检查未见明显异常。

舌象：舌红，苔黄腻。

脉象：脉弦滑。

西医诊断：原发性高血压3级（很高危组）。

中医诊断：眩晕。

中医辨证：肝肾亏虚证。

治法：滋养肝肾，平肝潜阳。

处方：

生石决明30g　生珍珠母30g　钩藤15g　　夏枯草15g

川牛膝15g　　杜仲15g　　　泽泻15g　　骨碎补15g

醋延胡索15g　醋青皮12g　　茯神15g　　炒酸枣仁15g

桑椹子 15g　　益母草 15g　　桑枝 15g　　忍冬藤 30g

茯苓皮 15g　　玉米须 30g　　桑白皮 15g　伸筋草 15g

7 剂，水煎服，每日 1 剂

嘱患者晚上 10 点以前睡觉；继续规律服用以上降压药；饮食少盐、低脂、少糖；戒烟戒酒；忌海鲜、酒、豆类等高嘌呤食物。

2023 年 3 月 17 日二诊，服药后患者头晕、头痛大有好转，睡眠改善，测得血压为 130/95mmHg。但仍有关节疼痛，前方加独活、桑寄生继续服用。

2023 年 3 月 24 日三诊，患者诉近日无头晕头痛，血压较稳定，睡眠好转，测得血压为 132/84mmHg。关节疼痛改善，继予前方服用。

【按语】本案患者为老年男性，脏腑本虚，肾气不足，由肾及肝，终致肝肾阴虚，阴不制阳，亢阳上扰清窍，眩晕发作。观其脉症，当属肝肾亏虚证，兼有痰湿。肾为先天之本，主骨生髓，脑为髓之海，肾阴亏虚，髓海不充，故见头晕；腰为肾府，肾精不足，腰府失养，故见腰酸；肾中阴精亏损，虚火上灼津液，故见口干欲饮；肝肾阴虚，加之患者平素喜肥甘厚味，内生痰湿，痰浊内阻，虚火熏蒸，见黄腻苔；肝肾同源，肾精亏虚，肝阴乏源，故见脉弦滑。治疗上吴老重在滋养肝肾，并在此基础上佐以理气化痰。方以天麻钩藤饮化裁，其中生石决明、生珍珠母、钩藤、夏枯草平肝潜阳，为君药。杜仲、川牛膝在滋补肝肾的同时兼能强筋骨，兼顾关节疼痛。炒酸枣仁、桑椹子养心血，滋肝阴，配伍茯神以增强宁心安神之功。茯苓皮、桑白皮、泽泻、玉米须健脾渗湿，祛风寒湿热之气。醋延胡索、醋青皮疏肝解郁，理气和胃。患者有痛风性关节炎，故加骨碎补、益母草、桑枝、忍冬藤、伸筋草祛风除湿，活血通络。二诊时患者头晕较前缓解，仍有关节疼痛，加独活、桑寄生以增强补肝肾、强筋骨之功。

病案二

患者陶某，女性，47岁，2023年3月31日初诊。

主诉：头晕、头痛5年余。

现病史：患者5年前无明显诱因感头痛头晕，遂于当地社区医院就诊，测得血压为170/110mmHg，予口服降压药（具体降压方案不详）后头晕头痛稍好转，血压在120～180/90～125mmHg之间波动，未规律服用降压药。现症见头痛目眩，失眠多梦，烦躁不安，口苦，小便黄，时有心悸、耳鸣。今为求中医治疗，遂来就诊。

检查：神清，精神较差，测血压145/102mmHg。心电图、头颅CT、头颅MRI未见明显异常。

舌象：舌红，苔黄。

脉象：脉弦细。

西医诊断：原发性高血压3级（很高危组）。

中医诊断：眩晕。

中医辨证：肝阳上亢证。

治法：平肝潜阳。

处方：

茯神 15g	制远志 15g	炒酸枣仁 15g	生石决明 30g
青礞石 12g	双钩藤 15g	生珍珠母 30g	醋延胡索 15g
夏枯草 15g	茯苓皮 20g	炒僵蚕 15g	炒苍耳子 15g
合欢皮 12g	辛夷花 12g（包煎）		

7剂，浓煎，每日1剂，温服3次

嘱患者晚上10点以前上床睡觉。

2023年4月7日二诊，服上方后患者头晕、心悸、烦躁、耳鸣未曾出现，睡眠明显改善，但仍有头痛，测血压124/83mmHg，舌暗，苔白，脉弦涩。上方去生石决明、生珍珠母及茯苓皮，加当归15g，炒白芍15g，醋香附12g，川芎10g，茜草12g，丹参12g。继续服用7剂。

后来门诊复诊诸症如常，血压控制可。

【按语】根据舌、脉、症的表现可知，本案证属肝阳上亢，治当平肝潜阳，方以天麻钩藤饮加减。方中炒酸枣仁、制远志、茯神、青礞石养心安神。生石决明、生珍珠母、双钩藤、夏枯草平肝抑阳。醋延胡索、合欢皮疏肝解郁兼理气。炒苍耳子、辛夷花宣通头窍。茯苓皮利水渗湿。炒僵蚕祛风化痰。二诊患者症状明显减轻，但仍有头痛，舌暗，脉弦涩，说明瘀血阻络，故在原方基础上去生石决明、生珍珠母及茯苓皮，另加当归、炒白芍、醋香附、川芎、茜草、丹参，共奏和血行气止痛之功。

高血压在临床上主要表现为头晕、头痛或仅表现为血压升高而无任何临床症状，若血压长期持续性升高，可导致动脉、脑、心、肾等靶器官的严重损害，是心血管疾病的独立危险因素之一。本病可因饮食、情志、禀赋、体质、劳逸及环境等多种因素及其相互作用所致。中医将高血压性眩晕归属为"眩晕"等范畴。《素问·至真要大论》曰："诸风掉眩，皆属于肝。"肝藏血，肝虚不能涵养精血，则肝阳上扰清窍，出现眩晕、头胀痛，兼面色潮红、口苦等症。《灵枢·海论》曰："髓海不足，则脑转耳鸣，胫酸眩冒，目无所见，懈怠安卧。"吴老认为老年高血压患者多本虚标实，虚实夹杂，本虚指肝肾阴虚或心脾不足。肝血充盈则肝阴充足，可制约肝阳。故吴老常用双钩藤、夏枯草平抑肝阳；炒酸枣仁养心血、滋肝阴；黄芪、炒白术健脾益气；当归、炒白芍补血养血兼柔肝；醋延胡索、预知子、合欢皮疏肝理气，解郁安神。肾为水火之脏，肾阴与肾阳为五脏阴阳之本，藏真阴而寓真阳。肾水可滋养肝阴，共同制约肝阳，常用杜仲、川牛膝补益肝肾；生珍珠母、生石决明平肝潜阳，以期肝肾得养，肝阳得以制约。再根据兼证，随症加减：关节肿痛加玉米须、茯苓皮利水化湿，骨碎补、益母草、桑枝、忍冬藤、伸筋草祛风除湿，活血通络；不寐则加茯神、制远志安神定志。吴老在治疗上重视整体论治，重视气血阴阳平衡，故用药强调随症加减，使阴平阳秘，气血调畅。

（陈军娅整理）

附：

关于眩晕的探讨，早在 20 世纪 90 年代吴老就在《云南中医中药杂志》上发表过文章，现摘录整理如下，以供参考。

眩晕是中医临床诊治的常见病、多发病，涉及西医学的内耳眩晕症、高血压、贫血、上呼吸道感染、颈椎病等病症。治疗上要根据原发病来辨证施治，首先要问清病史，详细采集疾病资料，这样才能掌握治疗的主动权。根据临床实践，可大致把眩晕症分成外感风湿、湿痰中阻、肝阳上亢、肾精不足、气血亏虚型，现分别叙述于下。

外感风湿型：患者多发于外感初起，表现为咽干喉痛，鼻塞流涕，初感时见头胀头晕，继出现眩晕，头部转动时加剧，伴有颈项酸强，恶心呕吐，四肢沉重，苔白腻，脉浮濡。治法为祛风除湿，表里双解，拟用九味羌活汤加减，可选用羌活、防风、苍术、细辛、川芎、白芷、藿香、木通、仙鹤草、苍耳子、辛夷、僵蚕等。如恶心呕吐可用法半夏、陈皮、杏仁等；如咽痛重也可加蝉蜕、牛蒡子等。

湿痰中阻型：患者多有慢性消化系统疾病，如溃疡病和慢性胆囊炎，因多见于中年女性，且肥胖者多见，肥人多痰，内伤脾胃，脾失健运，水湿停留成痰，而痰又成致病因素，阻碍运化，这样恶性循环，造成痰湿上阻清窍而出现眩晕，此即《丹溪心法》谓"无痰不作眩"。临床表现：体重眩晕，头重如裹，心泛欲吐，时有胸闷气憋，甚则视物有旋转倾倒，头部不能转动，双眼闭才稍安，食少多寐，舌苔腻，脉濡滑。治法为芳香化痰，健脾化湿，拟用香砂六君丸加味，重用法半夏、白术、苍术，可加佩兰、大贝母、僵蚕、蔓荆子、羌活，如痰多可选瓦楞子、厚朴、木通等。

肝阳上亢型：本病多发于肝盛之体，性情急躁，常因操劳过度，情志所伤，肝肾阴亏。肝阳上亢，肝阳化风，上扰清窍，常出现头目眩晕。临床表现：目胀耳鸣，脑中热痛，心中烦热，有噫气，面色如醉，或兼失眠，大便干结，舌红，脉弦数。治以平肝息风，清热安神，拟用天麻钩藤饮加减治疗，可选用天麻、钩藤、生石决明、山栀子、淡黄芩、川牛膝、杜仲、益母草、桑寄生、夜交藤、茯神等。若痰多加胆南星、竹沥、天竺黄；噫气可用旋覆花、夏枯草、竹茹、菊花、柿蒂；眩晕甚者可选生珍珠母、紫贝齿、紫石英。

肾精不足型：本病多见于久病体弱或失血过多者，表现为腰酸腿软，眩晕耳鸣，手足心热，耳鸣耳聋，目眩，咽干口燥，或兼有盗汗遗精，骨蒸潮热，舌红少苔，脉沉细数。治以滋阴补肾，镇静定眩，拟用杞菊地黄丸加天麻、菟丝子、大芸、杜仲、续断、胡芦巴、巴戟天。

气血亏虚型：多见老年人或久病患者，每因遇劳而发作，症见面色苍白，唇甲不华，毛发干枯，心悸气短，失眠多梦，神疲乏力，食欲不振，目眩头晕，时有旋转感，舌淡胖，脉沉细弱。治以补益气血，升阳补髓，拟以八珍汤加味，加天麻、黄芪、益母草、仙鹤草、升麻、葛根、山茱萸、太子参等，还必须加饮食调补。

眩晕症是中医内（风）科的常见病，多发病。对眩晕症首先要从头、咽等局部考虑病因，是否有外感存在，如咽痛、鼻塞、脉浮，首先从治疗外感病着手。其次要辨明虚实，虚则补之，实则泻之。再次要注意少数特殊情况如脑部肿瘤、颈椎情况、颈部血管瘤、内耳肿瘤、双眼屈光不等，这些种种因素都必须考虑周全。从局部到全身，许多疾病都可以产生眩晕症状，不可一概而论为虚证，也不可以一概视作内耳病，治病求因（本），辨证论治才是中医诊病的指导思想。当然对眩晕症也有专药，如仙鹤草、苍耳子，这二味药虽对眩晕症有独到的疗效，但也要参照其他兼症来辨证治疗。

第三节　肝系病证

一、丙肝黄疸

患者张某，男性，26岁，2021年7月30日初诊。

主诉：身黄、目黄、小便黄1周余。

现病史：患者诉1周前无明显诱因出现身黄、目黄、小便黄，伴胁肋疼痛，口干口苦，头昏重，纳眠差，大便正常，小便有灼热感。今为求中医治疗，遂来就诊。

检查：神清，精神尚可。外院检查为"丙型病毒性肝炎"。

舌象：舌红，苔黄腻。

脉象：脉弦滑。

西医诊断：丙型病毒性肝炎。

中医诊断：阳黄。

中医辨证：湿热并重。

治法：清热利湿退黄。

处方：

茵陈 30g	醋延胡索 15g	麸炒青皮 12g	佛手 12g
香橼 12g	茯苓皮 20g	盐泽泻 15g	苦杏仁 10g
桔梗 10g	猪苓 15g	竹茹 15g	姜厚朴 15g
桑白皮 15g	粉萆薢 15g	车前草 15g	炒酸枣仁 15g
蜜远志 12g	预知子 15g	虎杖 15g	

7 剂，水煎服，每日 1 剂

嘱患者早睡早起，放松心情；饮食调护，禁食辛辣、甜腻食物。

2021 年 8 月 6 日二诊，患者诉服药期间整体症状缓解，并诉睡眠较上次稍有改善，大便正常，每日一次，诉口干苦欲饮，故加黄连 10g。7 剂，水煎服，每日 1 剂。

2021 年 8 月 13 日三诊，患者诉服药期间身黄、目黄减轻，并诉睡眠、饮食均改善。继续予前方内服，连服 14 剂。

后患者于门诊复诊，症状均较前好转，服药后身黄、目黄明显减退，继续与前方加减治疗后，半年后随访患者家属，诉黄疸情况、饮食睡眠均正常。

【按语】黄疸早在《黄帝内经》中就有记载。《素问·平人气象论》指出："溺黄赤，安卧者，黄疸……目黄者曰黄疸。"《灵枢·论疾诊尺》指出："面色微黄，齿垢黄，爪甲上黄，黄疸也。"湿邪贯穿黄疸发病始终，而肝胆、脾胃是黄疸的病变脏腑，不管是阴黄还是阳黄，利湿退黄是基本的治疗原则。患者身黄、目黄，黄色鲜明，是因湿热困阻，熏蒸肝胆，胆汁外溢形成湿热阻滞经络，故胁肋部疼痛；湿热阻滞，导致津液不能上乘于口，故口干口苦；湿热蕴结下焦，故小便灼热；舌红、苔黄腻、脉滑，均为湿热并重黄疸之征象。故用茵陈、虎杖利湿退黄；粉萆薢、车前草、盐泽泻、茯苓皮、桑白皮清热利湿，使湿邪从小便而去，此即"洁净府"；患者肝胆疏泄失常，故用预知子、醋延胡索、青皮、佛手、香橼疏肝理气；脾喜燥恶湿，湿热困阻中焦脾胃，则用黄连、姜厚朴、竹茹燥湿除满，并加用杏仁、桔梗调理气机；湿邪上蒙清窍，故头昏重，除了使用清热利湿药清利头目，还予炒酸枣仁、蜜远志养心安神，随证治之，获得了较为显著的临床效果。

（王晶整理）

二、病毒性肝炎

患者王某，男性，16岁，1998年3月20日就诊。

主诉：身黄、目黄、小便黄一周。

现病史：患者1周前无明显诱因出现身黄、目黄、小便黄，身目黄色鲜明如橘，精神倦怠，烦热胸闷，两胁胀满，小便短少，大便黏滞不爽。为求中医治疗，遂来就诊。

检查：神清，精神可。实验室检查：HBsAg（+），ALT 154.2U/L，AST 135.0U/L。

舌象：舌质红，苔黄腻。

脉象：脉弦滑。

西医诊断：乙型病毒性肝炎。

中医诊断：黄疸。

中医辨证：热重于湿。

治法：清热解毒，利湿退黄。

处方：

茵陈蒿 20g　　栀子 6g　　蒲公英 10g　川黄连 3g

茜草根 10g　　建泽泻 10g　土茯苓 20g　生薏苡仁 15g

　　　　　　　　　　　　　　5 剂，水煎服，每日 1 剂

1998 年 3 月 26 日二诊，服上药后，患者目黄、身黄明显减轻，现症见食欲不振，嗳气，两胁胀痛，身倦乏力，大便时溏，舌质淡，苔薄白，脉弦数无力，治宜疏肝健脾。

处方：

醋柴胡 10g　广郁金 6g　　炒白芍 10g　　淡竹茹 12g

炒白术 10g　法半夏 12g　　制厚朴 10g　　焦三仙各 12g

怀山药 15g　炒白扁豆 12g　醋延胡索 10g　云茯苓 15g

炒薏苡仁 15g

　　　　　　　　　　　　　　6 剂，水煎服，每 2 日 1 剂

1998 年 4 月 10 日三诊，患者黄疸已完全消退，现症见两胁隐痛，疲劳乏力，手足心热，两腿酸软，舌质红，少苔，脉弦细无力。治宜补肝肾之阴，化瘀通络。

处方：

北沙参 20g　地骨皮 12g　嫩白薇 10g　　炒白芍 10g

枸杞子 10g　粉丹皮 10g　秦艽 10g　　　三七粉 3g（另包吞服）

醋延胡索 10g

　　　　　　　　　　　　　　6 剂，煎服法同前

服上药后，患者两胁未感疼痛，纳食转佳，精神渐复，复查肝功能：AST 13.5U/L，ALT 8.2U/L。

继以原方加减调服 2 个月，患者已恢复如前。

【按语】中医学对肝病记载较多，可散见于"胁病""黄疸""疫毒"等论述中。对肝病的病因病机，中医学认为肝藏血，主疏泄，体阴而用阳，称"罢极之本"，与人体活动密切相关，肝主疏泄功能正常，则人体血液运行就畅通。血行失畅常易导致肝血瘀阻。血瘀则气滞，气滞则气机不畅，肝失疏泄，更易血瘀，气滞与血瘀互为因果恶性循环，久则肝硬化、肝功能丧失，这是基本病机。吴老认为本病初期多见肝胆湿热，疫毒蕴结；中期多见肝郁脾虚，湿阻阳遏；后期多见肝肾亏虚，痰瘀阻络，最终导致肝脾气血阴阳俱虚。本病病机复杂，临床表现多种多样，不可拘泥一方一药，必须四诊合参，细微辨证，密切观察临床表现的演变，从而分析推断证的转化，谨守病机，对证施药，真正做到辨证论治，不能一方到底，千篇一律，这不符合中医辨证论治的思想。对本病的治疗，吴老认为应根据辨证与辨病相结合的原则选用药物。所谓辨证选药，病情早期多见湿热中阻型，症见神倦乏力，肝区及胃脘胀满，口干苦或黏臭，厌油腻，烦热，胸闷，小便短少，大便黏滞不爽，舌质红，苔黄腻，脉弦滑。常用处方：预知子 15g，醋延胡索 15g，茜草 10g，淡黄芩 10g，茵陈蒿 15g，金钱草 15g，土茯苓 15g，白蔻 3g，制厚朴 10g。中期多见肝郁脾虚型，症见两胁疼痛，身倦乏力，胸脘痞闷，食欲不振，嗳气，大便时溏，舌质淡，苔薄白，脉沉细无力或沉缓。常用处方：预知子 15g，广郁金 10g，醋延胡索 12g，炒白芍

10g，生黄芪 15g，炒白术 10g，半夏曲 10g，焦三仙各 12g。
后期多见肝肾亏虚，痰瘀阻络，症见腰膝酸软，头晕耳鸣，五心烦热，纳差腹胀，两胁隐痛，甚则腹水胀如鼓，舌质红少苔，脉弦细无力。常用处方：太子参 10g，北沙参 15g，百合 10g，全当归 10g，枸杞子 12g，菟丝子 12g，怀山药 15g，炒白扁豆 15g，延胡索 15g，紫丹参 10g，粉丹皮 10g，桃仁 10g，三七粉 3g。腹水可加车前草、茯苓皮、冬瓜子、大腹皮等。综上所述，治则不外扶正、排毒、疏肝、祛瘀四法，据其轻重之症有所侧重，且因见兼症不同而酌以加减。所谓辨病选药，就是选用实验室证明具有强烈针对性的药物，例如乙型肝炎选用猪苓、土茯苓、延胡索、白花蛇舌草、黄连、虎杖、五叶木通等，甲型肝炎选用茵陈、延胡索、青蒿、地骨皮等。还有对三七的应用，三七活血能激活肝细胞，能祛瘀生新，修复坏死组织，能增强肝脏的解毒作用，护肝保肝，此外三七含有三萜类皂苷，能使血小板增加而起到止血作用，对肝病的出血，宜早用和重用。实为肝病治疗中不可低估的一味良药。

（苏强整理）

三、肝硬化腹水

病案一

患者鞠某，男性，54 岁，1997 年 12 月 6 日初诊。

主诉：腹部胀满 1 年余。

现病史：患者 1 年前因患肝硬化，腹部逐渐胀大如鼓，伴有头晕，食欲不振，小便少、黄，两肋胀痛，心烦易怒等症，其间多次于当地市人民医院行补充蛋白、抽腹水等治疗，症状缓解不明显，特来吴老处就诊。

检查：神清，精神较差，面色晦暗，可见肝掌、蜘蛛痣，有腹水、腹壁静脉曲张，双下肢浮肿。

舌象：舌质红，边有瘀斑，苔黄腻，舌底络脉迂曲。

脉象：脉弦数。

西医诊断：肝硬化失代偿期。

中医诊断：鼓胀。

中医辨证：肝郁脾虚，血瘀气滞证。

治法：疏肝理气，健脾除湿，活血利水。

处方：

黄芪 15g	白术 10g	茯苓皮 20g	苦杏仁 10g
醋延胡索 12g	猪苓 15g	怀山药 15g	佩兰 15g
生黄连 6g	柴胡 10g	当归 15g	大腹皮 15g
泽兰 15g	丹参 15g	醋香附 15g	粉萆薢 15g

5 剂，水煎服，每日 1 剂

尽剂后腹水消退，继以健脾固本善后，治疗半月，腹水消尽。

病案二

患者金某，男性，58 岁，1998 年 3 月 18 日初诊。

主诉：确诊肝硬化 3 年，伴腹胀、乏力 2 个月。

现病史：患者 3 年前因肝区疼痛于毕节市人民医院明确诊

断为肝硬化，经治疗（具体治疗方案不详）后症状未见明显减轻，逐渐感腹胀、乏力。近 2 个月症状明显加重，今为求中医治疗，遂来就诊。

检查：腹胀难忍，神疲乏力，少气懒言，动则气喘，纳呆食少，面色苍白无华，肝区疼痛。

舌象：舌质淡红，舌体胖，苔薄白水滑，舌底络脉迂曲。

脉象：脉弦细无力。

西医诊断：肝硬化失代偿期。

中医诊断：鼓胀。

中医辨证：脾虚水瘀互结证。

治法：益气健脾，活血利水。

处方：

黄芪 30g	太子参 15g	椒目 10g	大腹皮 12g
丹参 20g	猪苓 10g	泽泻 10g	鸡内金 20g
炒苏子 10g	白芥子 10g	醋延胡索 12g	

5 剂，水煎服，每日 1 剂

经治疗半月余，腹水逐渐消退。

病案三

患者秦某，男性，61 岁，1998 年 3 月 27 日初诊。

主诉：腹大伴头晕半年。

现病史：半年前患者无明显诱因感腹大，头晕目眩，就诊于毕节市人民医院诊断为肝硬化腹水，经治疗（具体治疗方案不详）后未见诸症明显好转。今为求中医治疗，遂来就诊。

检查：神志尚清，精神较差，腹大，头晕目眩，心中烦热，口燥咽干，时有齿衄，面色晦暗，肝区压痛，有腹水。

舌象：舌红绛无苔，舌底络脉迂曲。

脉象：脉细数滑。

西医诊断：肝硬化失代偿期。

中医诊断：鼓胀。

中医辨证：阴虚瘀结，水湿泛滥。

治法：育阴清热，化瘀利水。

处方：

太子参 30g	泽兰 10g	醋鳖甲 30g	山萸肉 15g
地骨皮 15g	生地黄 15g	丹参 20g	牡蛎 15g
云茯苓 15g	山栀子 10g	北沙参 15g	知母 10g

6 剂，水煎服，每日 1 剂

服 6 剂后腹水减大半，见少许白苔，脉较前缓和，再治疗 1 个多月，腹水退尽，精神转好。

病案四

患者马某，73 岁，1997 年 12 月 8 日初诊。

主诉：腹部胀满伴肝区疼痛 1 年。

现病史：1 年前患者肝腹部胀满，肝区疼痛，就诊于毕节市中医院，经检查确诊为肝硬化失代偿期，患者未予正规治疗，症状未见减轻，今经人介绍前来吴老处就诊。

检查：患者感腹胀满难忍，神疲乏力，心慌头晕目眩，肝区疼痛，纳食减少，面色萎黄，有腹水。

舌象：舌质淡，舌体胖，苔薄微黄，边有瘀斑，舌底络脉迂曲。

脉象：脉细无力。

西医诊断：肝硬化失代偿期。

中医诊断：鼓胀。

中医辨证：脾肾虚衰，不能温养脾土，气血两虚。

治法：补血柔肝，活血化瘀，软坚散结。

处方：

丹参 30g	生地黄 30g	黄芪 50g	当归 10g
牡蛎 30g	煅瓦楞子 15g	白茅根 15g	云茯苓 15g
炒白术 15g	枸杞子 12g	炒白芍 12g	桃仁 10g
红花 3g	醋鳖甲 30g	山萸肉 15g	

10 剂，水煎服，每日 1 剂

治疗 10 多天，患者腹水减少，纳食增进，精神好转，上方再进 15 剂，患者腹水消尽。

【按语】肝硬化腹水属中医"鼓胀"范畴，病情笃重，复杂多变，临床预后欠佳。吴老治疗肝硬化腹水屡有卓效。他认为肝硬化腹水应分为湿热型、脾虚型、肝郁型、阴虚型、血瘀型，临床上常多型并见，整个疾病过程中都存在着血瘀的标实本虚表现，涉及的脏有肝、脾、肾。治疗上要注意患者的体质情况，做到标本同治。吴老认为欲治水，必先治气，如景岳所说"气水本为同类，故治水者，当先理气，盖气化水自化也"，常用提壶揭盖法。气又有气滞气虚之分，气虚则湿阻水泛，气滞则血瘀水停。腹水每多虚实相兼，常呈本虚标实之证，所以常配以补气行气之品。血瘀为治肝硬化腹水的关键，在辨证施治时无论何型均需加入活血化瘀药。特别是丹参，可以改善肝脏血流供应，促进肝细胞修复，有利于腹水消退，肝脾缩小，使肝功能得到改善。消除腹水乃治标之法，腹水消退后单纯化瘀消瘀，企图回缩肝脾，往往事与愿违，导致病情复杂。腹水消退后的突出表现为脾虚气弱，因此治疗必须以调肝脾为主，再配以活血药，益气健脾，柔肝活血，做善后治疗，这对巩固疗效有一定意义。

病案一方中以黄芪、白术、怀山药补气健脾；茯苓皮、猪苓、佩兰、大腹皮、泽兰、粉萆薢行气利水；苦杏仁、柴胡疏肝行气除湿；生黄连清化湿热；醋延胡索、丹参、香附化瘀利水。全方取调营饮之意行疏肝理气、健脾除湿、活血化瘀利水之功。

病案二方中黄芪、太子参补气行水；椒目、大腹皮、猪苓、泽泻清热利湿逐水；丹参、醋延胡索活血化瘀利水；鸡内金健运脾胃；炒苏子、白芥子入肺经以通调水道，理气祛痰。以实脾饮和丹参饮之意达益气健脾、活血利水之效。

病案三方中太子参、北沙参、知母气阴双补；泽兰、丹参、牡蛎破血逐瘀利水；山萸肉、生地黄滋养肾阴；云茯苓淡渗利湿；地骨皮、山栀子以清虚热。全方共奏滋肾柔肝、养阴利水之功。

病案四方中丹参、桃仁、红花活血化瘀利水；生地黄、当归、炒白芍、枸杞子、醋鳖甲、山萸肉补血柔肝；牡蛎、煅瓦楞子软坚散结；黄芪、炒白术补气以助散结利水之力；白茅根、云茯苓淡渗利湿。全方行和血散结之效。

（苏强整理）

第四节　脾胃系病证

一、胃痛

患者王某，女性，46 岁，2022 年 11 月 1 日初诊。

主诉：反复上腹部疼痛 6 年。

现病史：患者 6 年来经常感上腹部疼痛，疼痛每因情绪激动及劳累等情况加重，发作时伴有憋闷感，嗳气，甚则呕吐清水，时常反酸，食欲减退，口干，皮肤干痒，神疲乏力，时感头晕，无目眩，大便时干时稀，睡眠欠佳。今为求中医治疗，遂来就诊。

检查：神清，精神尚可。外院电子胃镜检查提示非萎缩性胃炎。

舌象：舌质淡红，苔薄白，边有齿痕。

脉象：脉沉细。

西医诊断：慢性胃炎。

中医诊断：胃脘痛。

中医辨证：肝胃不和，脾气虚弱证。

治法：疏肝和胃，益气健脾。

处方：

炒酸枣仁 15g	蜜远志 12g	茯神 15g	建曲 12g
苦杏仁 10g	桔梗 10g	预知子 15g	醋延胡索 15g
麸炒青皮 10g	佛手 12g	黄芪 30g	麸炒白术 12g
当归 15g	炒白芍 15g	地肤子 10g	白鲜皮 10g
金银花 12g	连翘 12g	青礞石 12g	干石斛 20g
芦根 20g	姜厚朴 10g	香橼 12g	

水煎服，7 剂，每日 1 剂

2022 年 11 月 8 日二诊，服 7 剂后，患者睡眠好转，胃脘部憋闷、疼痛等症均减轻，无皮肤干痒，感口渴不欲饮，大便干。原方去地肤子、白鲜皮，加竹茹 12g，秦艽 10g，醋鳖甲 30g，太子参 12g，服法同前，以巩固疗效。

【按语】胃痛，中医称胃脘痛，是以上腹部或剑突下慢性疼痛为主要表现的疾病，可见于食管下端、胃或十二指肠的慢性炎症或溃疡，胃黏膜脱垂，膈肌食管裂孔疝，胃下垂，胃神经官能症等多种疾病。本病经常与暖气、吞酸、嘈杂、呕吐、呃逆、脘腹胀闷等证候兼见。对于本病的成因，中医多认为与情志抑郁，肝郁气滞，肝胃失和，或饮食不调，损伤脾胃，或脾肾不足，寒自内生，或气血虚弱，中气下陷等引起脾失健运、胃失和降有关，并一贯有"不通则痛"的理论，认为疼痛的基本病机是脏腑经络气血不通之故，胃痛病也是如此。吴老治疗本病多采用理气和胃、疏肝健脾等法。就本例患者而言，发病时间较长，结合中医望、闻、问、切四诊结果，考虑患者为肝胃不和，脾气虚弱，可受到寒湿、湿热及饮食、情志等因素影响，因此疏肝和胃是治疗的基础。方中以香橼、佛手、麸炒青皮疏肝解郁，理气和中；麸炒白术、神曲健脾；炒酸枣仁、蜜远志、茯神、青礞石安神养心，强化睡眠；地肤子、白鲜皮止痒；芦根、干石斛共奏清热滋阴之效，治疗热盛津伤之心烦口渴；苦杏仁、桔梗开肺气，调理气机，醋延胡索、预知子理气止痛；黄芪补气升阳；当归补血活血；炒白芍平抑肝阳；金银花、连翘清热解表；姜厚朴行气消积；竹茹清热除烦；秦艽退虚热；醋鳖甲滋阴潜阳；太子参益气生津健脾。诸药合用共奏疏肝理气，和胃止痛之功。

（陈守能整理）

二、呃逆

患者李某，男性，33岁，2020年11月20日初诊。

主诉：呃逆1周。

现病史：患者诉1周前因情绪波动导致呃逆频发，伴胃部隐痛，胃胀，影响食欲，食后加重，睡眠差，流涎，偶感胃脘下坠，四肢发凉，颈项强直，大便溏稀，每日3次，今为求中医治疗，遂来就诊。

检查：神清，精神较差。电子胃肠镜未见明显异常。

舌象：舌苔白腻，舌体胖大，边有齿痕。

脉象：脉沉弦。

西医诊断：膈肌痉挛。

中医诊断：呃逆。

中医辨证：气机郁滞，胃失和降。

治法：顺气解郁，和胃降逆。

处方：

醋延胡索 15g	炒青皮 12g	佛手 12g	香橼 12g
竹茹 15g	陈皮 12g	炒建曲 15g	炒山药 12g
炒白扁豆 12g	石榴皮 15g	炒乌药 15g	砂仁 3g
炒白芍 15g	当归 15g	黄芪 30g	炒白术 12g
茯苓皮 20g	首乌藤 15g	生龙骨 15g	淫羊藿 15g
茯神 15g	炒酸枣仁 15g		

7 剂，水煎服，每日 1 剂

嘱患者早睡早起，放松心情；饮食调护方面，禁食辛辣、甜腻食物（如火锅、奶茶、饮料）。

2020 年 11 月 27 日二诊，患者服药一周后，感胃脘下坠，颈项强直减轻，呃逆腹胀缓解，睡眠稍改善，大便可，每日 1 次，舌苔白，舌体胖大，边有齿痕，脉沉弦。于原方基础上去首乌藤、石榴皮、茯苓皮，加旋覆花 6g（包煎），姜厚朴 10g，预知子 15g，柿蒂 12g。7 剂，水煎服，每日 1 剂。

2020 年 12 月 4 日三诊，药后病情缓解，呃逆胃胀减少，上方继服 7 剂，呃逆止。

【按语】呃逆俗称"打嗝"，古代称"哕"，是气逆上冲，喉间呃呃连声，声短而频，不能自制的一种症状。呃逆是一个生理上常见的现象，由横膈膜痉挛收缩引起。健康人也可发生一过性呃逆，多与饮食有关，特别是饮食过快、过饱，摄入很热或冷的食物、饮酒等有关，此外，外界温度变化和过度吸烟亦可引起呃逆。若呃逆频繁或持续 24 小时以上，则称为难治性呃逆，多是病情严重或恶化的预兆。方中醋延胡索、预知子、炒青皮、佛手、香橼疏肝理气，和胃止痛，配合炒乌药、姜厚朴理气止痛；竹茹、旋覆花、柿蒂降逆止呃；陈皮、砂仁、炒建曲、炒山药、炒白扁豆健脾和胃；石榴皮收敛滞涩；茯苓皮利水渗湿以收涩大便；炒白芍柔肝止痛；当归、黄芪、炒白术补益气血；首乌藤、生龙骨、茯神、炒酸枣仁安神；患者脉沉，是为肾气不足，故以淫羊藿温补肾气。

（陈守能整理）

三、腹泻

病案一

患者骆某，男性，28岁，初诊日期2022年2月23日。

主诉：大便次数增多5天。

现病史：患者5天前进食肥甘厚味、饮酒后出现大便次数增多，质稀不成形，无恶寒、发热、腹痛、腹胀等症，未就医及处理。今来就诊寻求中医治疗。

检查：神清，精神较差。现仍解稀便，每日3次，伴腰部酸胀疼痛，睡眠欠佳，小便调。

舌象：舌淡，苔白。

脉象：脉细弱。

西医诊断：腹泻。

中医诊断：泄泻。

中医辨证：脾胃虚弱证。

治法：健脾益胃，辅以安神。

处方：

怀山药 15g	炒白扁豆 12g	山萸肉 15g	炒建曲 15g
预知子 15g	炒酸枣仁 15g	茯神 15g	制远志 12g
杜仲 15g	淫羊藿 15g	烫骨碎补 15g	续断 15g
醋延胡索 15g	玉米须 30g	茯苓皮 30g	虎杖 15g

7 剂，水煎服，每日 1 剂

嘱患者清淡饮食，调整作息，1 周后复诊，患者腹泻已止，腰痛较前明显好转。

病案二

患者杨某，男性，33 岁，初诊日期 2022 年 8 月 3 日。

主诉：大便次数增多伴嗳气 3 天。

现病史：患者 3 天前因与家人发生口角后出现大便次数增多，质稀不成形，无恶寒、发热、腹痛、腹胀等症，未特殊处理。为求中医治疗，遂来就诊。

检查：神清，精神稍差。现仍解稀便，每日 3 次，伴嗳气、头痛，睡眠欠佳，小便调。

舌象：舌红，苔薄黄。

脉象：脉细弦。

西医诊断：腹泻型肠易激综合征。

中医诊断：泄泻。

中医辨证：肝气乘脾证。

治法：疏肝理气，调和脾胃。

处方：

连翘 12g	金银花 20g	生黄芩 15g	醋延胡索 15g
竹茹 15g	预知子 15g	醋青皮 12g	炒酸枣仁 15g
佛手 12g	制远志 12g	生龙骨 12g	炒白扁豆 15g
香橼 12g	山萸肉 15g	怀山药 15g	旋覆花 6g（包煎）
茯神 15g	蝉蜕 12g	炒苍耳子 15g	辛夷花 12g（包煎）

7 剂，水煎服，每日 1 剂

嘱患者清淡饮食，调畅情志，调整作息，1 周后复诊，腹泻止，嗳气消，头痛除，续上方。

病案三

患者周某，男性，25 岁，初诊日期 2023 年 3 月 7 日。

主诉： 大便次数增多，伴腹痛 1 天。

现病史： 患者 1 天前进食肥甘后出现大便次数增多，质稀不成形，伴腹痛，无恶寒、发热、腹胀等症，未特殊处理。现来就诊。

检查： 神清，精神可。平素嗜食肥甘厚味，夜寐欠佳，小便调。

舌象： 舌红，苔薄黄。

脉象： 脉弦细数。

西医诊断： 腹泻型肠易激综合征。

中医诊断： 泄泻。

中医辨证：脾胃虚弱证。

治法：健脾益胃理气。

处方：

山萸肉 15g	炒白扁豆 12g	怀山药 15g	醋乌梅 15g
石榴皮 15g	云茯苓 15g	预知子 15g	醋延胡索 15g
生黄芩 15g	连翘 12g	金银花 12g	虎杖 15g
台乌药 15g	炒酸枣仁 15g	茯神 15g	制远志 12g
生龙骨 15g	苦杏仁 10g	桔梗 10g	茯苓皮 20g

7 剂，水煎服，每日 1 剂

患者 1 周后复诊，诉服药 1 剂后腹痛缓解，2 剂后腹痛消失，腹泻缓解，嘱患者调理作息，清淡饮食，可停药。

病案四

患者李某，男性，70 岁，初诊日期 2023 年 3 月 8 日。

主诉：大便次数增多伴腹痛 2 天。

现病史：患者 2 天前因与家人发生矛盾后出现大便次数增多，每日 5 次，质稀不成形，肠鸣腹痛，腹痛时泄泻，泻后疼痛缓解。今为求中医治疗，遂来就诊。

检查：神清，精神尚可。阴囊潮湿，平素情绪欠佳时易腹泻，夜寐欠佳，小便调。既往有结肠恶性肿瘤病史，已行手术治疗。

舌象：舌淡红，苔白。

脉象：脉细弦。

西医诊断：腹泻型肠易激综合征。

中医诊断：泄泻。

中医辨证：肝气乘脾证。

治法：疏肝健脾止泻。

处方：

怀山药 15g	炒白扁豆 15g	云茯苓 20g	山萸肉 15g
石榴皮 15g	台乌药 15g	苦杏仁 10g	桔梗 10g
法半夏 12g	陈皮 10g	炒苍术 12g	炒石菖蒲 15g
炒薏苡仁 20g	半枝莲 15g	冬凌草 15g	醋延胡索 15g
预知子 15g	炒僵蚕 15g	防风 10g	炒酸枣仁 15g
茯神 15g	制远志 12g	生龙骨 15g	

7 剂，水煎服，每日 1 剂

1 周后复诊，患者诉腹泻已止，无腹痛，睡眠稍改善，阴囊潮湿未见明显缓解，继用前方，嘱调情志，清淡饮食，调整作息。

病案五

患者周某，男性，42 岁，初诊日期 2023 年 4 月 13 日。

主诉：大便次数增多 3 天。

现病史：患者 3 天前无明显诱因出现大便次数增多，每日 4～5 次，质稀不成形，无恶寒、发热、腹胀，未予重视及诊治。今为求中医治疗，遂来就诊。

检查：神清，精神较差。伴腰部疼痛，偶有鼻腔出血，夜尿 2～3 次。

舌象：舌淡红，苔薄白。

脉象：脉细弦。

西医诊断：腹泻。

中医诊断：泄泻。

中医辨证：脾胃虚弱证。

治法：健脾益胃。

处方：

山萸肉 12g	怀山药 15g	炒白扁豆 15g	石榴皮 12g
建曲 15g	炒酸枣仁 15g	茯神 15g	制远志 12g
醋乌梅 15g	台乌药 12g	木香 12g	白茅根 30g
地榆炭 20g	覆盆子 20g	益智仁 20g	杜仲 15g
续断 15g			

7 剂，水煎服，每日 1 剂

1 周后复诊，患者诉服药 3 剂后腹泻止，未见鼻腔出血，夜尿仍有 2 次。治疗于初诊方中去白茅根、地榆炭，余同前方。

病案六

患者王某，男性，39 岁，初诊日期 2023 年 4 月 20 日。

主诉：大便次数增多 1 月余。

现病史：患者 1 个月前无明显诱因出现大便次数增多，不成形，无恶寒、发热、腹胀、腹痛，夜寐不安，多梦，小便调。外院治疗（具体治疗方案不详）后未见明显好转，今为求中医治疗，特来就诊。

检查：神清，精神可。血压 135/92mmHg。电子结肠镜提示慢性结肠炎。

脉象：脉细弦。

舌象：舌红，苔薄。

西医诊断：慢性结肠炎。

中医诊断：泄泻。

中医辨证：脾胃虚弱证。

治法：健脾益胃。

处方：

石榴皮 12g	大腹皮 12g	山萸肉 15g	怀山药 15g
炒白扁豆 15g	建曲 15g	生石决明 30g	生珍珠母 30g
双钩藤 15g	夏枯草 12g	苦杏仁 10g	桔梗 10g
炒酸枣仁 15g	茯神 15g	制远志 12g	茯苓皮 20g
玉米须 30g	黄柏 10g	黄连 6g	青礞石 12g
炒僵蚕 15g			

7 剂，水煎服，每日 1 剂

1 周后复诊，患者诉大便每日 1 次，睡眠较前改善，舌淡红，苔薄白，血压 118/78mmHg，嘱患者规律作息，避免进食肥甘厚味之品。治疗于初诊方中去黄柏、黄连，青礞石，余同前方。

【按语】泄泻，又称洞泄、下利，是以大便次数增多、粪便稀溏，甚至泻如水样为主症的病证，多由脾胃运化功能失职，湿邪内盛所致。泄者，泄漏之意，大便稀溏，时作时止，病势较缓；泻者，倾泻之意，大便如水倾注直下，病势急。历代医家对泄泻的论述较为详尽，以下从病因病机及治法方面来进行阐述。《黄帝内经》中把泄泻分为五种，一曰飧泄，二曰溏泄，三曰泄，四曰濡泄，五曰滑泄，并指出"诸病水液，澄彻清冷，皆属于寒""清气在下，则生飧泄"，说明泄泻一因受寒，二因脾气不升。《难经》中指出泄泻的病因病机有五：一为饮食不化，二为暑乘湿，三为燥乘湿，四为火乘湿，五为寒湿变为热泄，除此外还有痰湿，也可致病。《三因极一病证方论》云："热湿之气，久客肠胃，滑而利下，皆外所因。喜则散，怒则激，忧则聚，惊则动，脏气隔绝，精神夺散，必致溏泄，皆内所因。其如饮食生冷，劳逸所伤，此不内外因。"提出泄泻的病因一为外因，一为内因，一为不内外因，病位主要在脾胃，情志过极也可致泻。张景岳在《景岳全书》中指出，泄泻治本，重在脾胃，胃为水谷之海，脾主运化，倘使脾健胃和，则水谷化，营卫调。《类证治裁》中指出泄泻者，有感邪不同、有脾肾不足、有气血亏虚。《医林改错》中提出瘀血也可致泻。可见泄泻的病因较多，《三因极一病证方论》对病因分类最为详尽，可据此立法施治。治疗上，仲景在《金匮要略》创立了橘皮竹茹汤、桂枝汤、小承气汤、桃花汤、白头翁汤、栀子豉汤等经典方剂治疗下利。《三因极一病证方论》治疗上主张利水，但分利之法不可滥用，否则"愈利愈虚"。张景岳在《景岳全书》中论证泄泻，提出："泄泻之病，多见小水不利，水谷分则泻自止，故曰：'治泻不利小水，非其治也。'"张景岳及朱丹溪皆认为治泻者，分利小便是为上策。《儒门事亲》言："纵泻止则肠胃不通，转生他疾。止可以分阴阳，利水道而已。"李中梓在《医宗必读》中提出治泻九法——淡渗、升提、清凉、疏利、甘缓、酸收、燥脾、温肾、固涩，认为治泻者，当权其轻重缓急而用之。

　　吴老认为泄泻病机主要为脾胃亏虚，运化失常，可受到寒湿、湿热及饮食、情志等因素影响，因此顾护脾胃是治泄泻的基石。吴老治泄泻深受医家李中梓影响，对"治泻九法"有自己的见解。惯用黄芪、白术、山药、白扁豆补益脾肾，是为甘缓法。使用乌梅、五味子等酸甘之品益气养阴，是为酸收，但酸收有闭门留寇之弊，不适于邪实为主之证，以免闭门留寇。脾喜燥而恶湿，半夏、陈皮、苍术等燥脾，是为温燥，但温燥药物易伤津液，须中病即止。疏利法，李中梓言"痰凝气滞，食积水停，皆可令人泄泻"，气滞当理气，痰浊当化痰，食积者当消食化滞，水湿内停当利水，言邪去正安，药用延胡索、柴胡、建曲。清凉法源于"暴注下迫，皆属于热""热者寒之"，即是用寒凉药物清肠止泻治疗热泻，此法适用于脾胃、大肠湿热证泄泻，多见于居住在气候湿热地区、平素喜食肥甘厚腻之品、体质壮实者，湿邪内蕴，加之感受外湿，两湿相合，日久化热，热邪数疾，下迫于肠，不能泌别清浊，则见大便泻下急迫、臭秽，肛门灼热，常用药物有佩兰、薄荷等清热之品，此法久用可耗损脾阳、肾阳，须中病即止。升提法从"下者举之"逐渐发展而来，脾主升清，清者不升，则生飧泄，故使用升提法，可调理脾胃气机，适用于脾胃虚弱，固摄无权，中气下陷的泄泻，常用羌活、柴胡等祛风升散之品。淡渗法源于"其在下者，引而竭之"，是指引导湿邪从小便而出的一种治法，吴老秉承"治泻不利小水，非其治也"的思想，通过利水渗湿之法，一则根据湿性趋下的特点因势利导，给湿邪以出路，分清泌浊，二则根据湿邪易伤阳气的特点，通过利小便来通达阳气，最终达到实大便的作用，惯用的茯苓皮、玉米须、木通等均为此意。"肾者，胃之关也，关门不利，故聚水而从其类也"，即肾藏命门之火，能温煦蒸腾水液，饮食水谷入胃，经脾胃运化，肾气蒸腾，则水精四布，五经并行，二便得以正常排泄；若肾气不行，则二便不能正常排泄，故可见水肿、癃闭等证。李中梓创造性提出"肾为先天之本，脾为后天之本"，脾气健运有赖于肾气的温煦，肾精的充盛需脾胃运化的水谷精微不断补充，二者相互滋生、相互促进，共同维系人体的生长发育和健康。如脾阳虚损，不能充养肾阳，或肾阳损伤，不能温煦脾阳，日久终导致肾阳、脾阳俱虚，治疗上宜采用温肾法。本法适用于肾阳虚、脾肾阳虚的泄泻，临床表现为久泻久利，黎明前腹痛作泻，完谷不化，腹部冷痛，畏寒。常用药物如巴戟天、淫羊藿、鹿角霜等温阳之品，或在健运脾胃的方剂中少加温阳之品，取"少火生气"之意。固涩法，李氏指出泄泻日久为脾肾固摄失职，虚不受补，若予温补制剂未能见效，则需用固涩之剂，此法适用于肾阳衰惫或脾气下陷的泄泻，症见久泻不止，日行数十次，或大便滑脱，腹部坠胀感，神疲乏力，少气懒言，形体消瘦。常用药物为山萸肉、石榴皮、金樱子等。吴老治疗泄泻惯用朝天罐，其味甘、微苦，性平，归肾、大肠经，吴其浚《植物名实图考》中记载，朝天罐又名七孔莲、朝天瓮子、张天罐、紫金钟、赤红莲、痢症草、罐子草，具有治下部虚软、补阴分的作用。《贵阳民间药草》中记载其可清热收敛止血，可用于治疗痢疾。西医学认为其具有抗炎的作用，可协同趋化因子激活及吸引中性粒细胞、增强血管壁通透性、引起发热及痛觉过敏等作用，促进炎症反应发生、发展。吴老将朝天罐用来涩肠止泻，疗效绝佳。此外吴老师古但不泥古，治疗常常结合现代社会生活习惯，提倡患者注重睡眠，以疏肝、顾护脾胃及安神立法，从整体论治，随证加减，临床疗效较佳。

病案一患者因饮食不节，进食肥甘厚味及饮酒导致大便次数增多，表现为典型的脾胃虚弱证候，结合患者的具体表现如精神较差、稀便、腰部酸胀疼痛及睡眠欠佳等，治疗大法应以健脾益胃为主，辅以安神，以调和脾胃，恢复其正常运化功能，从而止泻。方中以怀山药、炒白扁豆、炒建曲健脾止泻；山萸肉涩肠；预知子、虎杖、醋延胡索清热行气；安神药物如炒酸枣仁、茯神、制远志等，旨在改善患者的睡眠质量，从而辅助脾胃的恢复；杜仲、淫羊藿、烫骨碎补、续断补肾壮腰止痛；玉米须、茯苓皮利湿止泻，达"利小便以实大便"之功。全方共奏健脾益胃止泻之功。

病案二患者因情绪波动而引起泄泻，诊断为肝气乘脾证，方中以预知子、醋延胡索、醋青皮、佛手、香橼疏肝理气；连翘、金银花、生黄芩清热解毒燥湿；怀山药、炒白扁豆、山萸肉健运脾胃；竹茹、旋覆花以行气降逆止嗳；茯神、制远志、炒酸枣仁、生龙骨、蝉蜕以安神止泻；炒苍耳子、辛夷花以清利头目。

病案三方中怀山药、炒白扁豆健脾益胃，增强脾胃的运化功能；石榴皮、山萸肉、醋乌梅收涩止泻；炒酸枣仁、茯神、制远志安神，缓解因泄泻引起的精神不安和睡眠问题；台乌药理气止泻。

病案四患者为结肠恶性肿瘤术后。治则上采取抑木扶土（抑肝扶脾）的策略，着重于平衡肝脾功能，减轻情绪对脾胃的负面影响。方药配伍上，除常规健脾渗湿止泻药物外，还予陈皮、法半夏、炒苍术、炒石菖蒲、炒薏苡仁以燥湿止泻；半枝莲、冬凌草以清热解毒抗癌，防止肿瘤复发。

病案五方中山萸肉、炒白扁豆、怀山药健脾止泻；醋乌梅、石榴皮收敛止泻；炒酸枣仁、茯神、制远志养心安神。

病案六方中石榴皮、山萸肉涩肠止泻；大腹皮、苦杏仁、桔梗理气消胀；怀山药、炒白扁豆、建曲健运脾胃；生石决明、生珍珠母、双钩藤、夏枯草平肝潜阳；炒酸枣仁、茯神、制远志、青礞石养心安神；茯苓皮、玉米须、炒僵蚕利湿止泻；黄柏、黄连清热燥湿。

（高雪琴整理）

四、厌食症

患者珍某，女性，14 岁，初诊日期 2017 年 7 月 20 日。

主诉：纳差、腹痛、呕吐半年。

现病史：（家属代诉）2017 年 1 月 29 日 9 点 30 分左右食用方便面后约两小时出现双眼发红、脸部出疹、食欲不振，约 3 小时以后出现高热、腹痛、呕吐等，辗转求诊于省内外多家医院均未明确诊断，其间逐渐出现无法正常进食的情况，患者严重营养不良，不能行走，体重骤降，病情最严重时，体重仅有22斤，靠输注营养液维持生命，家长几近绝望。7月20日在社会各界爱心人士的帮助下找到吴老。

检查：刻下症见重度营养不良貌，精神差，不能站立，腹痛，呕吐，声微吸弱，拒食，大便3～5日一次，体重不足24斤。

舌象：舌淡，无苔。

脉象：脉微弱。

西医诊断：重度营养不良。

中医诊断：厌食症。

中医辨证：脾失健运。

治法：健脾和胃。

处方：

太子参15g　炒白扁豆10g　怀山药15g　　法半夏12g

陈皮10g　　云茯苓15g　　炒薏苡仁15g　炒神曲10g

炒麦芽10g　石斛10g　　　枳实3g　　　　竹茹10g

7剂，水煎服，每日1剂

2017年7月27日二诊，患者腹痛明显好转，呕吐消失，原方去竹茹，继服5剂。

2017年8月1日三诊，患者腹痛消失，大便尚可，胃纳较差，苔薄白，加砂仁2g。

后以此方加减调理1个月，2017年9月3日再诊时，患者饮食已正常，腹痛、呕吐消失，大便正常，可自行行走，精神大好，体重增至34斤。

【按语】小儿时期，脾常不足，饮食不能自调，食物不知饥饱，加之家长缺乏育儿保健知识，片面强调给予有营养的滋补食物，超越孩子的脾胃正常运化能力，或过分溺爱孩子，乱投零食，恣意投其所好，养成偏食的习惯，或进食不足，生活不规律，皆可致脾失健运、胃不摄纳，脾胃不和而成厌食症。脾为阴土，喜燥而恶湿，得阳则运；胃为阳土，喜润而恶燥，以阴为用。饮食失调，必伤脾胃，胃阴伤则不思纳，脾阳伤则运化失职，故治疗厌食症需脾胃兼顾，不温不燥，此方健脾养胃助运，脾胃兼顾，燥湿不伤阴，健脾而不碍脾运。治疗寓消于补，攻补并施，故临床效佳。

　　方中太子参、怀山药益气健脾，和胃补中；炒白扁豆、炒薏苡仁、云茯苓为渗湿健脾之要药；陈皮、法半夏理气化痰和胃；炒神曲、炒麦芽消食化积；枳实下气化滞消满；石斛生津益胃，清热养阴，可防陈皮、法半夏之燥；竹茹降逆止呕。诸药合用，健脾和胃，理气助运，虚实兼顾，补消并行，补而不滞，燥湿而不伤阴。若伤肉食者加山楂、连翘；少眠者加生龙骨、双钩藤、蝉蜕；腹痛者加醋延胡索、青皮；便秘者加火麻仁；腹泻者加车前子、草豆蔻；虫积者加使君子；肠系膜淋巴结肿大者加猫爪草。

（魏霞霞整理）

五、腹痛

患者王某，女性，50 岁。2022 年 8 月 9 日初诊。

主诉：反复腹痛 1 年余。

现病史：患者近 1 年来经常感下腹部隐隐胀痛，疼痛呈游走性，活动劳累久坐后腹痛症状加重，经中西医治疗后未见明显好转，今特请吴老诊治。

检查：平素情志抑郁，感手足发热汗出，纳寐欠佳，大便正常，面色萎黄，神疲乏力易倦。电子结肠镜未见明显异常。

舌象：舌质淡，苔白腻。

脉象：脉弦细。

西医诊断：功能性腹痛。

中医诊断：腹痛。

中医辨证：肝脾失和，兼夹痰湿。

治法：调和肝脾，利湿化痰。

处方：

苦杏仁10g	桔梗10g	醋延胡索15g	麸炒青皮12g
佛手12g	香橼12g	炒僵蚕12g	炒酸枣仁15g
黄芪50g	炒白术15g	茯神15g	制远志13g
炒建曲15g	姜厚朴12g	麸炒枳壳10g	猪苓15g
青礞石15g	当归15g	炒白芍15g	浮小麦12g

7剂，水煎服，每日1剂

嘱患者早睡早起，放松心情；禁食辛辣、甜腻食物。

2022年8月23日二诊，患者药后上症稍有改善，诉近日受凉，感鼻塞、头昏，舌质淡，苔白腻，脉弦细。治疗于前方基础上加炒苍耳子15g，辛夷花12g（包煎），薄荷12g。7剂，水煎服，每日1剂。

2022年9月5日三诊，患者诉服药期间腹痛程度减轻、次数减少，饮食、睡眠较上次改善，偶感恶心欲吐，舌质淡，苔白腻，脉弦细。治疗于前方加茯苓皮20g。14剂。水煎服，每日 1 剂。

后随访患者，症状均较前好转，未出现腹痛等情况。

【按语】腹痛基本病机为气机不畅，不通则痛，或经脉失养，不荣则痛。发病涉及脏腑较多，有肝、胆、脾、肾、大小肠、膀胱、胞宫等脏腑，病理因素主要有寒凝、火郁、食积、气滞、血瘀。其治疗方向各不相同，《医学真传》云："夫通则不痛，理也，但通之之法，各有不同。调气以和血，调血以和气，通也；下逆者使之上升，中结者使之旁达，亦通也；虚者助之使通，寒者温之使通，无非通之之法也。"脾为气血生化之源，饮食物必须经过脾的运化才能转化成精微物质，而肝之余气可以合为胆汁，参与饮食物的消化和吸收。肝主调畅气机，脾主升清，所以说肝之疏泄为保持脾胃正常消化功能的重要条件。另外脾主化生气血，脾气健运，血液生化有源，则肝藏血充足。患者一诊感下腹部疼痛，痛无定处，平素情志抑郁，肝失疏泄，导致气滞，故予醋延胡索、麸炒青皮、佛手、香橼、姜厚朴、麸炒枳壳疏肝理气，调理气机；肺主一身之气，苦杏仁、桔梗一升一降，共助调理气机，配伍炒白芍柔肝阴，缓急止痛；肝气郁结横逆犯脾，气机阻滞脾胃，则脾失运化，故在调理气机基础上加用炒建曲健脾消食；脾失健运，气血生化乏源，无以荣养四肢九窍，故面色萎黄，神疲乏力，易疲倦，加用黄芪、炒白术、当归益气养血健脾；患者眠差，予炒酸枣仁、茯神、制远志、青礞石镇静安神；脾虚则无以运化水液，故痰湿内生，舌苔白，予炒僵蚕、猪苓利湿祛痰，助脾运化；患者气虚汗出，予浮小麦益气止汗。患者二诊诉受凉后感鼻塞、头昏，舌质淡，苔白腻，脉弦细。考虑患者感受外寒，于前方基础上加炒苍耳子、辛夷花通利鼻窍，加薄荷清利头目。患者三诊上症明显改善，但湿邪仍困阻中焦，故偶感恶心欲吐，故加用茯苓皮加强利湿之功。药到病除，效如桴鼓。

（王晶整理）

六、肠伤寒

患者陈某，女性，42岁，初诊日期2022年6月1日。

主诉：反复发热5天。

现病史：患者5天前无明显诱因出现恶寒发热，时间较短，日后出现恶热不恶寒，体温 > 38.5℃，最高达40.1℃，口干不欲饮，伴有腹胀，大便黏腻，便后不爽，神疲乏力，纳眠欠佳。于贵州省人民医院诊断为"肠伤寒"，经治疗（具体治疗方案不详）后仍发热。今为求中医治疗，特请吴老会诊。

检查：体温39.3℃。神清，精神较差。实验室检查：白细胞计数5.3×10^9/L，中性粒细胞绝对值0.70×10^9/L，嗜酸性粒细胞绝对值0.01×10^9/L，嗜酸性粒细胞计数0.03×10^9/L。

舌象：舌红，苔黄稍腻。

脉象：脉数。

西医诊断：肠伤寒。

中医诊断：湿温病。

中医辨证：热重于湿证。

治法：清热利湿，凉血解毒。

处方：

生石膏 30g	青黛 12g	生黄芩 15g	苦杏仁 10g
桔梗 10g	醋延胡索 15g	蝉蜕 12g	防风 12g
炒苍术 12g	炒石菖蒲 12g	连翘 12g	金银花 15g
法半夏 12g	前胡 12g	姜厚朴 12g	

7 剂，水煎服，每日 1 剂

嘱患者早睡早起，放松心情；禁食辛辣、甜腻食物。

2022 年 6 月 9 日二诊，药后患者发热稍有改善，体温维持在 38℃，但出现大便黏腻带脓血，并出现咳嗽，舌质红，苔黄腻，脉数。于前方基础上加败酱草 15g，白头翁 15g，秦皮 12g，黄柏 10g，黄连 10g，紫菀 15g，款冬花 12g，车前草 20g。7 剂，水煎服，每日 1 剂。

2022 年 6 月 17 日三诊，患者诉服药期间体温已经基本恢复正常，上次药服 3 剂后已出院，诉饮食、睡眠较上次改善，大便未见明显脓血，便后不爽情况减轻，纳差，眠可，舌质偏红，苔黄稍腻，脉细数。于前方去败酱草、白头翁，加怀山药 15g，炒白扁豆 12g，砂仁 3g，北沙参 15g，太子参 15g。10 剂，水煎服，每日 1 剂。

后患者继续于门诊复诊，症状均较前好转，未出现发热、便脓血等情况。

【按语】《难经·五十八难》云："伤寒有五，有中风，有伤寒，有湿温，有热病，有温病。"肠伤寒属中医学湿温范畴，中医学认为该病多由感受疫疠之气而发病，以夏秋季为多，且最易传染。吴老认为该病分为高热期、传变期、正虚期。总的病机为湿热蕴结，治宜化湿退热。就诊时该患者处于典型高热期，此为外感湿温疫疠之邪，初期外邪犯表，卫阳被遏，故出现恶寒发热，此时外邪表未解，故予连翘、金银花、防风、蝉蜕疏风清热，使在表邪气从外解，予苦杏仁、桔梗一升一降，调理肺气。因感受温病之邪，故传变较快，故随即出现疫疠之邪入里化热，故恶热不恶寒，治予生石膏、青黛清热泻火，同时青黛可以清热解毒。患者久居贵州湿地，湿邪阻滞，气机不利，湿热相合，更是如油入面，黏滞缠绵，脾胃枢机不利，以致湿热蕴结中焦，故出现腹胀、纳差，湿热之邪致脾胃运化失司，脾胃之津不能上呈于口，故口干不欲饮，治予生黄芩清热燥湿，石菖蒲、法半夏、苍术燥湿化痰。湿热蕴结肠腑，气机不畅，故大便黏腻不爽，前胡、姜厚朴、醋延胡索调理气机。湿邪重浊，困阻脾胃升清降浊功能，故清窍失去濡养而出现神疲易倦。舌红，苔黄稍腻，脉数均为肠伤寒湿热蕴结之象。

二诊时患者虽发热较前好转，但湿热之邪传变入里，热伤血络，出现了大便脓血，此时急当凉血止血，以防肠穿孔，故加败酱草、白头翁、秦皮凉血止痢。湿与热胶结，缠绵难解，故加用黄柏、黄连清热燥湿，车前草清热利尿，使湿热从小便而去。湿热之邪蕴结中焦，蒸迫上焦，致肺气不利故出现咳嗽，故予紫菀、款冬花宣降肺气。

三诊时患者体温、大便已基本恢复正常，此时邪去正虚，需要顾护脾胃、肺气，故去败酱草、白头翁，加用怀山药、炒白扁豆健脾益胃，以助脾胃运化。脾喜燥恶湿，故予少量砂仁引经、化湿。患者久病，湿热邪毒入营血，耗伤阴津，故用北沙参、太子参补气生津。

总的来说肠伤寒是由伤寒杆菌侵犯引起的，病变在肠道，主要是感受疠气而发病。该病病情比较凶险且传变较快，需要分清病变阶段以施治。吴老使用中药内服汤药治疗伤寒病，对于症状的改善有一定的优势，并且不良反应较少，有一定临床应用价值。

（王晶整理）

七、溃疡性结肠炎

患者刘某，女性，25 岁，2022 年 10 月 22 日初诊。

主诉：反复腹痛、腹泻、便血 1 年，复发加重 3 天。

现病史：患者自述腹痛腹泻反复发作 1 年，于社区诊所就诊（具体治疗方案不详），服药后好转，后病情反复发作，与情志因素有关。3 天前因发怒后上症再次发作，症见腹痛，腹泻每日 4～5 次，泻后痛减，便中带血。今为求中医治疗，遂来就诊。

检查：神清，精神较差，听诊肠鸣音亢进（9～10 次 / 分）。大便隐血试验阳性，纤维结肠镜显示结肠黏膜充血水肿，有糜烂。

舌象：舌质淡，苔白厚。

脉象：脉弦滑。

西医诊断：溃疡性结肠炎。

中医诊断：肠风。

中医辨证：肝郁脾虚证。

治法：疏肝健脾，凉血利湿。

处方：

生黄芩 12g	黄连片 10g	云茯苓 15g	醋延胡索 15g
预知子 15g	香橼 12g	佛手 12g	郁金 12g
朝天罐 15g	党参 15g	炒白术 12g	地榆炭 20g
藕节炭 20g	大蓟炭 20g	白茅根 30g	防风 10g
乌梅 15g			

　　　　　　　　7 剂，水煎服，每日三餐后温服

嘱患者清淡饮食，忌食生冷，早睡早起。

2022 年 10 月 29 日二诊，患者服药后复诊，诉大便次数减少，每日 2 次，大便稍稀，不成形，腹部尚有隐痛，食欲不振，月经量少色淡，舌苔薄白，舌边有齿痕。原方去防风、白茅根，加醋香附 12g，当归 15g，炒白芍 15g，怀山药 15g，炒白扁豆 12g，继服 7 剂。

2022 年 12 月电话随访，患者已痊愈，未见复发征象。

【按语】溃疡性结肠炎病变主要集中在大肠黏膜与黏膜下层，临床主要表现为腹泻、黏液脓血便、腹痛，其病变位于大肠，目前西医尚无特效根治的方法，治疗主要以明确诊断后对症治疗。本病临床上易反复发作，迁延不愈。

中医学古医籍当中并无溃疡性结肠炎的病名记载。现代中医学术界根据其临床表现及病因病机，将其归属于"肠澼""泄泻""痢疾""肠风""脏毒"等范畴。中医学认为本病的发生与饮食失宜、情志所伤、外感湿热毒邪和素体脾胃虚弱等有关。《素问·太阴阳明论》记载："食饮不节，起居不时……入五脏则䐜满闭塞，下为飧泄，久为肠澼。"指出饮食、生活等因素会导致发病。肝主疏泄，喜条达而恶抑郁，脾主运化，宜健运而恶壅滞，肝疏脾运是维持正常消化功能的重要基础。本例患者疾病因情志抑郁而起，正如清代医家叶天士的《临证指南医案》所述："因情志不遂，则郁而成病矣。"吴老认为在快节奏的现代生活中，人们易出现思虑过度、焦躁紧张等心理，情绪刺激易导致肝失疏泄，气机失调。肝疏泄不及，则先克脾胃之土，肝脾同损则气血生化不足，引起肠络黏膜失养，肠黏膜屏障功能下降而易感受湿、热、瘀、毒等病邪，邪滞肠间，关门不固，故下痢滑脱不禁。《三因极一病证方论》言此"因脏气郁结，随其所发，便利脓血"，故见便血。

故吴老认为病本为肝郁脾虚，标为湿邪困阻肠络。方中以醋延胡索、预知子、香橼、佛手、郁金等药疏肝理气解郁，其中延胡索、乌梅又可缓急止痛，减轻腹痛；患者便血，以藕节炭、地榆炭、大蓟炭、白茅根凉血止血；又以生黄芩、黄连片、朝天罐清热利湿，涩肠止泻；党参、炒白术、云茯苓健脾益气。患者 7 日后复诊，邪气已祛，病程日久，正气受损，故加当归、炒白芍配伍，补血养血，柔肝止痛；怀山药、炒白扁豆健脾和胃。本例治法首先侧重清热利湿，凉血止痢，再则注重扶正健脾，疏肝理气贯穿治疗始终。体现了吴老治肠风急则治标，缓则治本的原则。

（龚中洁整理）

第五节　肾系病证

一、水肿

患者黄某，女性，50岁，2022年4月19日初诊。

主诉：双下肢浮肿1月余。

现病史：患者1个月前无明显诱因出现双下肢水肿，按之凹陷，午后明显，就诊于外院门诊查心功能、肝功能、肾功能、甲状腺功能、尿常规均未见明显异常，遂于中医科请吴老诊治。

检查：神清，全身皮肤黏膜正常，心律齐，未闻及病理性杂音，呼吸音清，未闻及干湿啰音，腹软，无压痛及反跳痛，肝肾区无叩击痛，双下肢轻度可凹陷性水肿，伴神疲乏力，上腹胀满，进食后尤甚，口干喜饮，纳食不佳，夜寐安，大便稀溏，每日1～2次，小便调。

舌象：舌淡胖，边有齿痕，苔薄白。

脉象：脉细滑。

西医诊断：水肿。

中医诊断：水肿。

中医辨证：脾虚湿蕴兼伤阴证。

治法：健脾化湿，利水育阴。

处方：

黄芪 30g	炒白术 12g	怀山药 15g	炒白扁豆 10g
当归 15g	炒白芍 15g	苦杏仁 10g	桔梗 10g
陈皮 10g	茯苓皮 20g	桑白皮 15g	大腹皮 15g
玉米须 30g	北沙参 12g	石斛 15g	

7 剂，水煎服，每日 1 剂

2022 年 4 月 26 日二诊，患者诉水肿、乏力、腹胀明显缓解，现午后双下肢微肿，时有乏力、腹胀，口干消失，纳眠可，小便频多，大便稍成形，每日 1 次，舌淡胖苔白，脉细略滑。四诊合参，此为脾气恢复，水湿得化之象，效不更方，嘱继服 1 周。

2022 年 5 月 3 日三诊，患者诉双下肢水肿消退，无明显乏力、腹胀，纳眠可，小便稍多，大便成形，舌淡苔白，脉细有力。予前方去茯苓皮、桑白皮、大腹皮、玉米须、石斛，再服 7 剂巩固疗效。

【按语】本案中患者水肿原因不明，但脾虚表现明显，吴老从肺脾入手，标本兼治，将参苓白术散中党参易为黄芪，增强补气之力，助水湿运行，五皮饮利水消肿，两方合用，故而效佳。水肿病临床较为常见，可出现在多种疾病病程中，如高血压、冠心病、肾炎、肝硬化、甲状腺功能减退症、系统性红斑狼疮等，针对不同疾病治疗上各有侧重。吴老认为，标本兼治方能奏效，水湿浸渍是各种原因所致之"标"，肝、脾、肺、肾功能失常为"本"。并非所有水肿患者均有肝肾功能障碍，肺脾在水肿的形成及治疗中也显得尤为重要。肺主通调水道，脾主运化水湿，二者为水液运行的重要枢纽。纵观吴老治水肿之案例，无论是否有脾虚、肺气宣降之异常，均以"芪"苓白术散合五皮饮加减。因此，水肿病的治疗上除以五皮饮治标以外，黄芪、白术、山药、白扁豆、陈皮、桔梗、杏仁等补脾宣肺之药亦不可或缺。方中黄芪、炒白术、怀山药、炒白扁豆健脾益气，助水湿运化，为君药。陈皮健脾燥湿，理气消胀；茯苓皮、桑白皮、大腹皮、玉米须利水消肿；苦杏仁、桔梗宣降肺气，提壶揭盖，通调水道，共为臣药。北沙参、石斛育阴生津，也可防利水伤阴太过，为佐药。全方共奏健脾化湿、利水育阴之功。

（宋瑶整理）

二、遗尿

病案一

患者崔某，男性，10 岁 7 个月，2023 年 1 月 10 日初诊。

主诉：尿床 5 年余。

现病史：病史由家属代诉，患者自幼尿多，夜间易醒，夜尿 1～2 次，时有尿床，症状随天气变冷而加重，不伴有尿急、尿痛等不适。久经治疗后未见明显好转，今特来就诊。

检查：患儿平素口干欲饮，易感冒，纳眠欠佳，便稀，肢冷，面黄少华，精神可，无自汗、盗汗等不适。

舌象：舌淡红，苔白腻。

脉象：脉细。

西医诊断：功能性遗尿症。

中医诊断：遗尿。

中医辨证：脾肾两虚，痰湿内阻证。

治法：温肾扶中，固下止遗。

处方：

桔梗 10g　　苦杏仁 10g　　预知子 10g　　醋延胡索 12g

蝉蜕 10g　　麸炒青皮 10g　佛手 10g　　　香橼 10g

钩藤 12g　　炒苍耳子 12g　盐覆盆子 12g　辛夷花 6g（包煎）

茯神 12g　　烫骨碎补 12g　盐桑螵蛸 12g　盐沙苑子 10g（包煎）

蜜远志 10g　炒酸枣仁 10g　北沙参 12g　　盐菟丝子 12g（包煎）

胆南星 12g　益智仁 12g

　　　　　　　　　　　　　　　　7 剂，水煎服，每日 1 剂

嘱患者早睡早起，放松心情；禁食辛辣、甜腻食物，晚饭后尽量少饮水，夜间定时叫醒排尿。

2023 年 1 月 27 日二诊，患者服药后上症稍有改善，感鼻塞，舌薄白苔腻，脉细。于前方基础上加盐巴戟天 12g，淫羊藿 15g，炒僵蚕 12g，竹茹 15g，续断 12g。7 剂，水煎服，每日 1 剂。

2023 年 2 月 5 日三诊，患者家属诉服药期间整体症状较以前减轻，并诉饮食、睡眠较上次稍有缓解，大便成形，每日 1 次，诉口干欲饮，故加石斛 15g。14 剂，水煎服，每日 1 剂。

后患者于门诊复诊，症状均较前好转，服药后遗尿症状明显缓解，次数减少，继续予前方加减治疗后，患者病愈，饮食、睡眠、大便情况均正常。

【按语】《素问·宣明五气》云："膀胱不利为癃，不约为遗溺。"即膀胱失约是导致遗尿的直接原因。而膀胱对尿液的贮存排出有赖于肺、脾、肾、三焦的调控。肾主水，脾主运化水液，肺主通调水道，三焦主气化水液。《素问·经脉别论》云："饮入于胃，游溢精气，上输于脾，脾气散精，上归于肺，通调水道，下输膀胱，水精四布，五经并行。"总之人体水液代谢的过程，以肺、脾、肾、三焦功能活动为主，任何一脏功能失调，皆可引起水液输布排泄障碍。患儿夜间遗尿，并每遇寒冷症状加重，可见为脏腑虚寒，不能固摄水液，平素肢冷，提示其肾阳不固，脏腑气化不利；脾运化失调，则致纳食欠佳，脾不升清，中气下陷，致大便稀；脉细，提示脾肾两虚，气血不足，难以荣养血脉，治当温肾扶中，固下止遗，故药用盐桑螵蛸、盐菟丝子、烫骨碎补、盐沙苑子、盐覆盆子、益智仁、盐巴戟天、淫羊藿等温肾健脾，固摄止遗。用苦杏仁、桔梗调节肺之清肃，所谓"提壶揭盖"法。患儿眠差，夜间易醒，故用蝉蜕、钩藤、炒酸枣仁、茯神、蜜远志安神定志。醋延胡索、麸炒青皮、佛手、香橼理气，使气机条达，津液自运，配合炒苍耳子、辛夷花通利鼻窍。脾喜燥恶湿，胆南星、炒僵蚕祛湿化痰，助脾运化。北沙参、石斛顾护阴津。至此三脏同调，内外同治。

（王晶整理）

病案二

患者张某，男性，9岁，2021年9月19日初诊。

主诉：夜间不自主排尿3个月。

现病史：患者家属3个月前突然发现患者夜间有遗尿情况，就诊于"云南某县级人民医院"，查头颅CT未见明显异常，故未予特殊治疗，其间间断发作。现2～3次/夜，大便调。今慕名前来吴老处寻医问药。

检查：神清，精神、饮食、睡眠欠佳。头颅CT未见明显异常。

舌象：舌红，苔薄黄。

脉象：脉细滑。

西医诊断：小儿遗尿症。

中医诊断：遗尿。

中医辨证：心肾不交证。

治法：安神定志，化痰开窍，交通心肾。

处方：

炒酸枣仁15g	生龙骨12g	制远志12g	桑椹子15g
莲子心3g	生黄连6g	覆盆子15g	益智仁10g
怀山药15g	炒扁豆12g	桑螵蛸12g	杜仲15g
烫骨碎补15g	淫羊藿15g	胆南星12g	天竺黄12g
茯神15g	夜交藤15g	苦杏仁10g	桔梗12g
菟丝子12g	九节菖蒲15g		

7剂，水煎服，每日1剂

嘱患者起居有常，注意饮食，治疗期间禁食肥甘厚味、滋腻、寒凉之品。

二诊患者睡眠较前好转，饮食仍欠佳，遗尿次数减少，每夜1～2次，舌红，苔薄微黄。治疗去生黄连、夜交藤、桑椹子，加炒僵蚕、炒苍耳子、辛夷花、猫爪草、当归增强化痰开窍之功，加巴戟天、沙苑子增强温补肾阳之功，加太子参、炒建曲、炒麦芽以增强健脾和胃之功。

三诊患者睡眠、饮食较前改善，大便正常，遗尿次数、天数均减少，每周1～2次，舌淡红，苔薄黄。治疗去苦杏仁、桔梗、炒苍耳子、辛夷花、猫爪草、炒建曲、炒麦芽。

四诊患者睡眠、饮食均正常，舌淡红，苔薄黄，脉微弦，已无夜间遗尿。

【按语】西医学认为小儿遗尿症是指排除器质性病变，5岁以上小儿在夜间睡眠中小便自遗，醒后方觉的一种疾病。本病发病以男孩较多，在5岁儿童中发病率为8%～20%，10岁儿童中为1.5%～10%，这给患儿带来严重的心理压力，对其身心健康及生长发育产生了不利影响。遗尿的病因很多，至今仍未完全阐明，西医认为家庭遗传、发育迟缓、叶酸和维生素B_{12}缺乏、心理因素等均可诱发。遗尿症在中医属于"遗溺""失禁"等范畴，《灵枢·九针》载："膀胱不约为遗溺。"《诸病源候论》记载："遗尿者，此由膀胱虚冷，不能约于水故也。膀胱为足太阳，肾为足少阴，二经为表里。肾主水，肾气下通于阴。小便者，水液之余也。膀胱为津液之腑，腑既虚冷，阳气衰弱，不能约于水，故令遗尿也。"《景岳全书》云：

"遗溺一证，有自遗者，以睡中而遗失也。有不禁者，以气门不固而频数不能禁也。又有气脱于上，则下焦不约而遗失不觉者，此虚极之候也。"这提示遗尿是由膀胱不能约束所导致的。小儿生理特点为脏腑娇嫩，形气未充，故小儿肾常虚，肾精未充，肾气不盛，二便不能自控或者自控能力差。有研究统计下元虚寒证占50.45%、肺脾气虚证占30.91%、心肾不交证占13.64%、肝经湿热证占5.00%。治疗常用方剂有桑螵蛸散、巩堤丸、缩泉丸、补中益气汤、龙胆泻肝汤等，高频用药有益智仁、桑螵蛸、金樱子、乌药、覆盆子、补骨脂、炒石菖蒲、云茯苓、黄芪、党参、炒白术、炒山药、山茱萸、柴胡、黄芩片、生地黄、甘草。

　　中医"心肾相交"理论认为，心为火脏，位居上而属阳，主藏神；肾为水脏，位居下而属阴，主藏志，两者之间存在着"君火以明，相火以位"的关系。"心肾不交"为心火不降，肾阳失温；肾水不上，心阴失济。小儿稚阴稚阳，"心有余，肾常不足"，若其先天不足，后天失养，下元虚寒，命门之火虚弱，肾水无法上济于心，可致心之君火偏旺，不能下降于肾，扰动神明，妄施开合之令，致遗尿频作。如《慎斋遗书》言："欲补心者须实肾，使肾得升；欲补肾者须宁心，使心得降……乃交心肾之法也。"治疗以交通心肾为大法，同时配合调理脾胃、疏肝宣肺。就本病例而言，患者属心肾不交证，心与脑共主神明、共主五脏，故当予安神定志，化痰开窍，交通心肾，治以安神定志丸合桑螵蛸散加减，方中炒酸枣仁、生龙骨、制远志、茯神、夜交藤宁心安神；莲子心、生黄连清泄心火；因患儿夜尿频繁，故用菟丝子、杜仲、覆盆子、益智仁、桑螵蛸、烫骨碎补、淫羊藿、桑椹子配伍补益肝肾，固精缩尿；怀山药、炒扁豆益气健脾；胆南星、天竺黄、炒苍耳子、辛夷花、九节菖蒲化痰开窍；苦杏仁、桔梗开宣肺气。此方中吴老用药之妙处在于加用解表、化痰之品，肺气宣发肃降是心气与肾气相互交感的关键，其共同参与完成人体水液的正常输布。方中苦杏仁、桔梗开宣肺气。胆南星、天竺黄、炒苍耳子、辛夷花化痰开窍，其中胆南星归肺、肝、脾经，以清化热痰、息风定惊为主；天竺黄归心、肝经，可治疗风痰壅盛，上扰清窍，神机闭塞，特别是小儿因痰壅所致痫证，故其也被称为"小儿家要药"；九节菖蒲归心、肝、脾经，有芳香开窍、化痰、醒脾安神、祛风解毒、健胃作用，主治胸胀腹闷、癫痫、神经官能症等，临床中常利用其化痰开窍醒神的功效，治疗心脑血管疾病。九节菖蒲与胆南星、天竺黄相配伍，共奏清心化痰开窍之功，与怀山药、炒扁豆齐达健脾化湿之效。综合全方，使肺、脾、肾气充沛得以健运水液，百脉得利，故痰邪自化；心火得泄，归引下元，温煦肾阳，膀胱开阖之功能恢复，故遗尿自止。

（王涛涛整理）

三、淋证

病案一

患者杨某，女性，33岁，2023年3月3日初诊。

主诉：小腹疼痛伴小便淋沥不尽 20 余日。

现病史：患者 20 天前出现下腹部隐痛，于贵州中医药大学第一附属医院检查，提示泌尿系感染。服用"左氧氟沙星"后，腹痛未见缓解，遂于吴老门诊就诊。

检查：患者腹痛隐隐，腰背不适，尿频时作时止，淋沥不尽，稍劳力则发，夜尿频（每晚 3 次），饮食欠佳，寐差，面色少华，无尿急、尿痛，大便调，月经正常，诉因工作需要生活不规律。

舌象：舌淡，苔薄。

脉象：脉沉细。

西医诊断：泌尿系感染。

中医诊断：劳淋。

中医辨证：脾肾两虚证。

治法：益肾健脾，利尿通淋。

处方：

杜仲 15g	山茱萸 15g	淫羊藿 15g	菟丝子 15g
白花蛇舌草 20g	石韦 15g	茯苓皮 20g	猪苓 15g
覆盆子 15g	益智仁 15g	炒酸枣仁 15g	茯神 15g
制远志 12g	怀山药 15g	当归 15g	炒白芍 15g
益母草 15g			

7 剂，水煎服，每日 1 剂

嘱患者多休息，治疗期间清淡饮食，早睡多饮水。

2023 年 3 月 10 日二诊，药后患者诉腰背已无不适，夜尿减少（每晚 1 次），纳寐尚可，诉大便干结难下，舌尖红。治予原方加制厚朴 12g，郁李仁 10g，莲子心 3g，再服 7 剂。

2023 年 3 月 17 三诊，患者小腹无隐痛，已无尿频，精气神佳。

病案二

患者吴某，男性，38 岁，2022 年 5 月 24 日初诊。

主诉：尿频、尿急、尿痛 1 周。

现病史：患者 1 周前无明显诱因出现尿频（每日 7～8次）、尿急、尿不尽，尿道灼热刺痛感，外院查尿常规提示隐血阳性，自服西药（具体不详），症状未缓解，遂于门诊就诊。

检查：神清，精神可，心烦急躁，饮食尚可，睡眠欠佳。尿常规提示隐血阳性。

舌象：舌红，苔黄腻。

脉象：脉滑数。

西医诊断：泌尿系感染。

中医诊断：血淋。

中医辨证：膀胱湿热证。

治法：清热通淋，凉血止血。

处方：

白茅根 30g	大蓟炭 20g	地榆炭 20g	藕节炭 20g
侧柏叶炭 20g	萆薢 15g	萹蓄 15g	金钱草 15g
海金沙 12g（包煎）	连翘 10g	金银花 15g	黄柏 10g
竹茹 12g	醋延胡索 15g	预知子 15g	制远志 12g
炒酸枣仁 15g	茯神 15g	青礞石 15g	

7剂，水煎服，每日1剂，分3次服

嘱患者清淡饮食，切忌辛温滋腻之品。

服上药7剂后复诊，诉诸症已缓解，未再复发。查尿常规无异常。

【按语】泌尿系感染属于中医"淋证"范畴，以小便频数、淋沥不尽、灼热涩痛，甚则痛引脐腹为主要特征。《诸病源候论》中明确提出了淋证的病位在肾和膀胱："诸淋者，由肾虚而膀胱热故也。"根据其病机将淋证分为气、血、热、膏、石、劳六淋。中医认为本病多以肾虚为本，膀胱湿热为标。因肾、膀胱气化失司，水道不利所致，以小便频急，淋沥不尽，尿道涩痛，小腹拘急，痛引腰腹为主要表现。吴老认为淋证辨证分型，需要明确虚实寒热、标本缓急，实则清利，虚则补之，对虚实夹杂者，又当通补兼施。

《诸病源候论》云："劳淋者，谓劳伤肾气而生热成淋也。"劳淋为六淋之一，病属本虚标实，以虚为主，遇劳即发，常寒热错杂。病案一中患者因职业需要常昼夜颠倒，作息不规律，吴老认为当前社会人们生活节奏加快，工作压力增大，耗伤肾气，若遇饮食不节，情志郁结等因素则易发为淋证。患者病程日久，加之过劳，正气已伤，而湿热之邪留恋不去，肾虚邪留，故见过劳伤正，虚实夹杂。故治疗不得清利太过，以免苦寒伤中，再伤脾气。方中杜仲性甘温，补肝肾，强筋骨，《本草汇言》记载："下焦之虚，非杜仲不补；下焦之湿，非杜仲不利。"杜仲配伍淫羊藿性温而不燥，善补而不峻。菟丝子配伍山茱萸补益肝肾，收涩固精，加白花蛇舌草清热解毒，利尿消肿，石韦利尿通淋。茯苓皮味甘淡，性平，药性平和，无寒热之偏，能利水健脾而不伤正气，配伍猪苓清利淡下。覆盆子以益智仁加固精摄尿，是吴老常用针对夜尿的配伍组合。同时吴老注重宁心安神，调补阴阳，故加茯神、制远志。除此之外，患者仍需提高自身身体素质，方可巩固疗效。

《金匮要略·五脏风寒积聚病脉证并治》谓"热在下焦者，则尿血，亦令淋秘不通"。治疗血淋，宜清热通淋，凉血止血。吴老对淋证的辨证用药不仅针对患者的局部尿道症状，更加强调中医学的整体观念，重视机体整体调节。病案二中，吴老将凉血止血药大蓟炭、地榆炭、藕节炭配伍使用，白茅根味甘，性寒，归肺、胃、膀胱经，又增强其凉血止血、清热利尿之功效。萆薢利湿祛浊，利尿通淋。上焦肺热移于下焦膀胱，热与水相胶结，湿热蕴结膀胱，以致膀胱气化不利，小便频急，淋沥不尽，故以连翘、金银花相配伍，金银花味甘，性寒，归肺、心、胃经，具有清热解毒、凉散风热之功，善清肺经热邪。连翘味苦，性微寒，归肺、心、小肠经，有清热解毒、消肿散结之效。膀胱之气化功能又与肝的疏达条畅有关，若情志不遂，肝气郁滞，水道不通，膀胱制约不利，则小便排泄失常，患者情志不畅亦可加重病情，故以醋延胡索、预知子疏肝理气止痛。炒酸枣仁、茯神、制远志、青礞石养心安神，使患者睡眠安稳，促进气血恢复及正常运行，利于病情康复。

病案一方中杜仲配伍淫羊藿，性温而不燥，善补而不峻；菟丝子配伍山茱萸补益肝肾，收涩固精；白花蛇舌草清热解毒，利尿消肿；石韦利尿通淋；茯苓皮性甘淡平，药性平和，无寒热之偏，能利水健脾而不伤正气，配伍猪苓清利淡下；覆盆子、益智仁固肾摄尿。

病案二方中大蓟炭、地榆炭、藕节炭、白茅根凉血止血，清热利尿；萆薢利湿祛浊，利尿通淋；连翘、金银花清热解毒，疏散风热；醋延胡索、预知子疏肝理气止痛；炒酸枣仁、茯神、制远志、青礞石养心安神。

（龚中洁整理）

四、肾结石

患者杨某，女性，26岁，2023年2月8日初诊。

主诉：腰痛1个月。

现病史：患者1个月前感腰痛，于外院查泌尿系彩超示右肾多发结石，较大者约3mm×8mm，左侧上段输尿管结石伴尿路积水，结石大约12mm×7mm。患者拒绝手术治疗，特请吴老诊治。

检查：神清，精神稍差，刻下症见手扶腰部，腰部时时作痛，时感乏力，纳眠欠佳，大便干，小便短赤，左侧腰部叩击痛。

舌象：舌质淡红，边有齿痕，苔黄厚腻。

脉象：脉滑数。

西医诊断：肾结石。

中医诊断：石淋。

中医辨证：湿热蕴结。

治法：利尿通淋，消石止痛，兼扶正气。

处方：

鱼脑石 15g　冬葵子 15g　　苦杏仁 10g　桔梗 10g

当归 15g　　石韦 15g　　　萹蓄 15g　　绵萆薢 15g

黄芪 50g　　炒白芍 15g　　炒白术 15g　鸡内金 15g

怀山药 15g　炒白扁豆 12g　益母草 15g　瞿麦 15g

金钱草 20g　烫骨碎补 15g　炒酸枣仁 15g　海金沙 15g（包煎）

茯神 15g　　醋延胡索 15g　预知子 15g　　制厚朴 15g

火麻仁 6g

7 剂，水煎服，每日 1 剂

2023 年 2 月 15 日二诊，患者诉服前方后未再出现腰痛，乏力大减，感口渴，梦多，舌脉同前。原方出入递进：

鱼脑石 15g　冬葵子 12g　　苦杏仁 10g　桔梗 10g

当归 12g　　炒白芍 15g　　石韦 15g　　萹蓄 12g

绵萆薢 15g　黄芪 30g　　　炒白术 15g　鸡内金 12g

益母草 15g　芦根 20g　　　金钱草 20g　车前草 15g

茯苓皮 20g　生龙骨 12g　　炙远志 12g　海金沙 12g（包煎）

夜交藤 15g　醋延胡索 15g　预知子 15g　制厚朴 15g

7 剂，水煎服，每日 1 剂

2023 年 3 月 1 日三诊，服前方后症状均有所减轻，继服 7 剂。

2023 年 4 月 4 日复查泌尿系彩超右肾未见结石影，左肾输尿管结石及积水亦未见。

【按语】石淋是以腰痛，血尿为主症的一系列证候。《诸病源候论》云："石淋者，淋出而石也。肾主水，水结则化为石，故肾客砂石。肾虚为热所乘，热则成淋。"可见石淋主要病机为肾虚湿热蕴结下焦。吴老治疗石淋常用鱼脑石以利尿通淋，该药为石首鱼科大黄鱼的耳石，是鱼在水中的平衡器，有利尿通淋的作用，有强力的化石的功效。冬葵子甘寒，入大肠、小肠、膀胱三经，可清利湿热，此二药为化肾石之对药，也是吴老治疗结石要药。金钱草、海金沙、鸡内金加强化石通淋功效。石淋本为湿热之实邪阻滞气机，肺主一身之气，故以苦杏仁、桔梗开肺气，调节全身气机，此二药在吴老的处方中常作为基础药对存在，制厚朴、火麻仁行气润燥通便，因肺与大肠相表里，此举又有"提壶揭盖"之功。患者常伴乏力等气虚之象，故以当归、黄芪、炒白芍、炒白术补益气血，提升中气。气停则水停，故以怀山药、炒白扁豆健脾利水，作用于水液运化之源，从而有效减轻输尿管积水。益母草、预知子、醋延胡索行气活血止痛。腰为肾之府，腰痛多与肾相关，故以烫骨碎补补肾强腰，且吴老在多年临证中发现，该药也能破石。患者睡眠不佳，多梦，故以炒酸枣仁、茯神养心安神，用生龙骨、夜交藤、制远志又可交通心肾。

若化石药物已用而石久不下，可加鸡内金与琥珀，加强化石功效。如患者合并血尿，可加大蓟炭、藕节炭、地榆炭、侧柏炭等止血药物。合并输尿管扩张，可加行气药物，如延胡索、青皮等，以行气止痛，若遇紧急情况，条件不足，患者肾绞痛严重，可予维生素 K_3 1mL 穴位注射（双三阴交各0.5mL），止痛效果也是立竿见影的。

中医整体观念认为人体为一个有机的整体，体内有自我调节阴阳平衡的机制，人体与自然界又为一个整体，所以当人体顺应四时，早睡早起时，机体的自我调节机制启动，大多由于阴阳微失衡而引起的病证当可自愈，较重的病证则需要借助药物的"四气五味"以辅助调节机体平衡，同时服药期间也要忌食一些有偏性的食物，此之"三分靠药，七分靠养"所谓也。这也是吴老多次与患者强调早睡和忌食的良苦用心。

　　西医学对于肾结石的治疗无非是手术，利用体外冲击波碎石，或经皮镜下取石等，这类号称"无创、微创"的治疗，其实也并不能一劳永逸，这种手术后很多患者会出现血尿、膀胱刺激征、肾绞痛、残余结石等，若是合并有基础疾病，严重者可能出现肾周脓肿、感染性休克等并发症。而中医治疗如果辨证准确，收效亦快，且不必担心以上并发症。

（阳帆整理）

五、前列腺肥大

　　患者贾某，男性，70 岁，1997 年 8 月 5 日初诊。

　　主诉：尿线变细，排尿无力 5 年，小便不畅，点滴排尿半个月。

　　现病史：患者述 5 年前无明显诱因发现尿线变细，排尿无力，小便不畅，点滴排尿，未予重视及正规诊治，症状时发时止，近半月来发现小便不畅，甚则点滴而出，今为求中医治疗，特来请吴老诊治。

　　检查：排尿涩痛，夜间排尿次数增多，腰膝酸软，头晕耳鸣，口干。肛门指检前列腺大如鸭蛋，中央沟变浅。

舌象：舌紫红，苔白微腻。

脉象：脉沉细。

西医诊断：前列腺肥大。

中医诊断：癃闭。

中医辨证：肾阴不足，湿瘀闭阻。

治法：补肾滋阴，活血利湿。

处方：

菟丝子 15g	沙苑子 15g	肉苁蓉 15g	牛膝 12g
怀山药 15g	女贞子 15g	王不留行 10g	益母草 20g
白花蛇舌草 20g	通草 10g	广地龙 10g	太子参 20g
石韦 20g	旱莲草 20g	茜草 12g	

5 剂，水煎服，每日 1 剂

患者 1 周后来诊，诉诸症明显减轻，小便通畅，涩痛感消失，继服上方 10 剂，诸症消失。

【按语】老年性前列腺肥大症，根据其临床症状判断，当属中医学癃闭范畴。本病虚实夹杂，本虚而标实，其本虚当责之于肾，一般认为肾阳不足，膀胱气化乏力为其因，却忽视了"无阴则阳无以化"之理，若妄用温补肾阳之品，则致肾阴更伤，湿热更重。吴老辨治严谨，脉症合参，论定此例乃肾阴不足致阳无以化，膀胱气化乏力，腑气郁滞不畅，滋生湿热瘀血，以致尿道受阻，发为癃闭，治以滋补肾阴，活血软坚，利湿通淋，使肾阴充，肾气足，膀胱得以司其气化之权，血瘀湿浊得以化而小便自通。方中菟丝子、沙苑子、肉苁蓉、牛膝、女贞子、旱莲草滋补肝肾；怀山药、太子参益气健脾；王不留行、益母草、茜草活血软坚；白花蛇舌草、广地龙清下焦湿热；通草、石韦清热利湿通淋。

（苏强整理）

第六节　血液系病证

一、白血病

患者周某，男性，6岁，2019年8月30日初诊。

主诉：反复发热2个月。

现病史：病史由家属提供，诉患儿近2个月以来反复发热，当时未重视，认为是普通感冒，多次就诊于当地小诊所，早期体温尚能控制，后期逐渐难以控制，遂就诊于贵州医科大学附属医院，经过一系列检查（未见检查报告）后诊断为"慢性白血病"，当时医院建议早期采取化疗，家属考虑由于孩子年龄较小、不能耐受化疗，同时化疗的费用较高，治疗持续时间较长，并未采取医生的建议进行化疗，后采取保守治疗，但治疗效果一直不明显，家属已产生放弃治疗的念头，但患者母亲仍坚持为其治疗，经多方打听后就诊于吴老门诊。

检查：刻下症见神志清楚，发热，体温在37.8～38.6℃反复波动，形体消瘦，面色少华，倦怠乏力，无出血及骨痛等不适，无腹痛、呕吐，纳食欠佳，二便调。全身浅表淋巴结未触及肿大，皮肤无瘀斑、紫癜。

舌象：舌暗红，苔微黄腻。

脉象：脉细弱。

西医诊断：慢性白血病。

中医诊断：血证。

中医辨证：湿毒内蕴证。

治法：清营解毒化湿。

处方：

半枝莲 12g　苦杏仁 12g　桔梗 12g　生黄芩 12g

黄柏 12g　牡丹皮 12g　生黄连 12g　白花蛇舌草 20g

炒僵蚕 15g　广地龙 15g　白茅根 20g　栀子 10g

水牛角 15g　炒酸枣仁 12g　炒苍耳子 12g　辛夷花 12g（包煎）

青蒿 10g　莲子心 3g　百合 12g　当归 15g

生地黄 12g

7 剂，水煎服，每日 1 剂

嘱患者早睡早起，放松心情；禁食辛辣、甜腻食物（如火锅、奶茶、饮料）。

2019 年 9 月 13 日二诊，患者仍有发热，体温在 37.2～38.5℃波动，且夜间体温偏高，伴有咳嗽，有痰难咳，大便难解，3～4 日一行，舌红，苔少，脉细数。考虑到莲子心苦寒，易伤阳气，不可久用，患儿仍有发热，尤以夜间为重，故于原方基础上去莲子心，加地骨皮 12g，鳖甲 12g，秦艽 12g，白芍 15g，竹茹 15g，浙贝母 12g，紫菀 12g，枳实 3g，厚朴 12g。7 剂，水煎服，每日 1 剂。

2019 年 9 月 27 日三诊，患者仍有发热，但较前温度稍有下降，体温在 37.2～38℃波动，且夜间发热症状好转，现疲倦乏力，饮食欠佳，咳嗽好转，舌淡苔微黄，脉细。因患者正气较虚，故先撤去苦寒解毒之药，先扶正后祛邪，于原方基础上去半枝莲、白花蛇舌草、浙贝母、紫菀、鳖甲、地骨皮，加神曲 15g，怀山药 15g，炒白扁豆 12g，蝉蜕 12g，牛蒡子 12g，金银花 15g，连翘 10g。7 剂，水煎服，每日 1 剂。

2019 年 10 月 11 日四诊，患者症状较上次未有明显变化，仍有发热，体温较前相差无几，舌淡少苔，脉细。患者舌象变为少苔，体内没有痰热，治于前方基础上去炒僵蚕，继续加太子参 15g，北沙参 15g。7 剂，水煎服，每日 1 剂。

2019 年 10 月 18 日五诊，患者神色有所好转，体温基本回落，但又因外感再次出现咳嗽，舌红苔微黄，脉细。治于前方基础上加浙贝母 12g，紫菀 12g，款冬花 12g，栀子 6g。7 剂，水煎服，每日 1 剂。

2019 年 11 月 1 日六诊，患者总体情况好转，体温已得到较好的控制，面色已较初诊时有所改善，大便 1～2 日一行，咳嗽好转，舌淡少苔，脉细。治于前方去枳实、浙贝母、紫菀、款冬花、栀子，加钩藤 12g，醋延胡索 15g。7 剂，水煎服，每日 1 剂。

2019 年 11 月 15 日七诊，患者症状与上次就诊时相比继续改善，舌红苔黄腻，脉细。治于前方基础上去生地黄以防滋腻，加陈皮 12g，法半夏 15g。7 剂，水煎服，每日 1 剂。

2019 年 11 月 29 日八诊，患者再次出现咳嗽症状，舌红苔黄腻，脉浮细数，大便困难，3～4 日一行，治于前方基础加浙贝母12g，紫菀12g，款冬花12g，栀子6g，火麻仁10g。7剂，水煎服，每日1剂。

2019年12月6日、27日，2020年1月3日复诊，患者无发热，但仍有咳嗽，且大便困难，治于2019年11月29日处方上加枳实3g，生黄芩12g，黄芪30g，淫羊藿15g。7剂，水煎服，每日1剂。

此后患者继续随诊半年余，其间出现夜尿增加，于原方基础上加益智仁15g，覆盆子15g后症状改善；后又时有阵发性咳嗽以及排便困难，经调整用药后均有所缓解。经过坚持用药，患者体温已能得到较好控制，整体状态均有好转，疲倦乏力、面色少华、食欲不振等表现均有改善，睡眠可，后嘱患者继续用药，根据患者症状随症加减。

【按语】白血病是造血干细胞恶性克隆性疾病，临床症状主要为出血、贫血、持续发热等，西医学以化疗为主要治疗方式，但化疗在杀死恶性细胞的同时损坏了正常细胞，所以此类患者化疗过程中不良反应尤其明显，治疗效果多不理想。中医学对白血病没有明确的病名记载，根据其临床症状，将其归为"虚劳""血证""温病""内伤发热"等范畴，其病位在骨髓，同时可涉及五脏六腑。该患者为儿童，因先天禀赋不足，或后天失养等，致使正气虚弱，机体感受湿热毒邪或体内毒邪自发，骨髓遭受侵犯而发病，逐渐累及五脏六腑，伤及血脉，日久耗伤精血，骨髓受损，新血不生；又因脾胃为后天之本，主运化腐熟饮食水谷，乃气血生化之所，遭受内外邪毒的攻伐，致脾胃不能正常运行，导致气血生化无源；久而久之则出现气血亏虚，日久累及阴阳，最终形成以湿热、热毒、痰凝、正虚等多重病因相互纠缠的复杂情况。临床主要表现为发热，夜间为甚，形体消瘦，面色少华，倦怠乏力。吴老治疗注重清解热毒，同时扶正固本，后期又以健脾护胃，补肾精为主，辅以祛风通窍，搜邪毒外出，加入少量活血凉血药物，以清热解毒治其标，健脾护胃治其本。

本例患者长期处于低热状态，故用半枝莲、白花蛇舌草清热解毒，同时因患者体内湿毒内蕴，易于黏滞，故用生黄芩、黄柏、生黄连、栀子清热解毒又燥湿，使毒随湿去；炒僵蚕、广地龙祛风通窍化痰以搜邪毒外出；炒苍耳子、辛夷花通窍的同时调节机体免疫；白茅根、水牛角、生地黄清热凉血；当归养血，牡丹皮活血散瘀，青蒿清透虚热，三药相互为用，使血凉而不瘀滞生热；莲子心苦寒，有清心泻火之功，配以百合、酸枣仁养心安神的同时固护脾胃；苦杏仁、桔梗一宣一降，调畅气机。全方共奏透毒外出、凉血行血、固护脾胃之功。二诊方以地骨皮、鳖甲、秦艽滋阴清热；白芍养血滋阴；竹茹清热化痰；浙贝母、紫菀通宣肺气，化痰止咳；枳实、厚朴下气以助排便。三诊方中神曲健脾和胃；怀山药、炒白扁豆健脾益气，扶助正气；蝉蜕、牛蒡子、金银花、连翘清散热邪。四诊方中太子参益气健脾，增强扶正之功；北沙参健脾胃兼以养阴。五诊方中以浙贝母、紫菀、款冬花化痰止咳；栀子清宣热邪。后续以钩藤、延胡索祛风行气；陈皮、法半夏燥湿健脾；黄芪大补肺脾之气；淫羊藿补肾精；益智仁、覆盆子固精缩尿。

（万江整理）

二、过敏性紫癜

病案一

患者谭某，女性，7 岁，2019 年 5 月 8 日初诊。

主诉：反复双下肢紫癜 1 个月。

现病史：患儿及家长代诉，1 个月前患儿因外感后出现双下肢紫癜，关节肿痛，伴腹痛，无肉眼血尿及黑便，遂就诊于贵州省人民医院儿科，诊断为"过敏性紫癜"，予维生素 C、激素及抗组胺药治疗，治疗后腹痛、关节痛及斑疹情况好转，后紫癜反复发作 2 次，一周前仍口服甲泼尼龙片 5mg，每日 1 次治疗，现已停用，治疗期间多次查尿常规未见蛋白尿及隐血。今为求中医治疗，特来吴老处就诊。

检查：就诊时见双下肢点片状黄豆大小紫癜，左下肢为甚，暗红色，较密集，无瘙痒，压之不褪色，时有腹痛，无下肢痛，纳食、睡眠尚可，小便较黄，大便干结难解，现已 3 日未解。贵州省人民医院查血常规：WBC 10.5×10^9/L，PLT 288×10^9/L，L% 30.7%，N% 59.8%，凝血功能及尿常规未见异常。

舌象：舌质红，苔薄黄。

脉象：脉数稍浮。

西医诊断：过敏性紫癜。

中医诊断：紫癜病。

中医辨证：血热妄行兼风热证。

治法：凉血止血，清热解毒止痛。

处方：

侧柏叶炭 20g	地榆炭 20g	藕节炭 20g	大蓟炭 20g
白茅根 15g	牡丹皮 12g	连翘 12g	金银花 30g
苦杏仁 10g	桔梗 10g	黄柏 12g	紫花地丁 15g
苦参 12g	胡黄连 10g	醋延胡索 15g	黄连 10g
猪苓 15g	地肤子 15g	白鲜皮 15g	丝瓜络 15g
蚕砂 12g	制厚朴 12g	炒火麻仁 5g	

6 剂，智能免煎颗粒，每日 1 剂，三餐后半小时冲服

嘱患儿家属不再给患儿服用激素及其他任何药物，每晚8点半前睡觉，忌饮料、糖、淀粉类、水果及辛辣、肥甘厚味之品，以防滋碍脾胃。

6 剂后复诊，患儿紫癜消退明显，继用此方加减治疗 3 周后，患儿斑疹完全消退，无腹痛、关节痛等症。随访半年，患儿未见新发紫癜，其间亦无腹痛、关节痛，两次查血常规未见异常。

【按语】过敏性紫癜，是侵犯皮肤或其他脏器毛细血管和细小血管的一种过敏性血管炎，以皮肤紫癜、关节痛、腹痛和肾脏病变为特征。本病可见于任何年龄段，但有统计 75% 的患者为 7 岁以下儿童，男女比例 1.5∶1。西医治疗主要以抗组胺药及糖皮质激素为主，存在不能预防新发紫癜、不能治疗与预防肾脏病变及改善预后的弊端。该病在中医学中属于"血证""紫斑"等，也有很多别名如"葡萄疫""紫云风""血风"，如《外科正宗》云："葡萄疫，其患生小儿，感受四时不正之气，郁于皮肤不散，结成大小青紫斑点，色若葡萄，发在

遍体头面。"《解围元薮》云:"(血风)初起于皮肉之间,如血灌周身,充满肌肤,如被杖之状,或生血泡浮肿,或朝夕来去。"详细介绍了其发作性的临床表现。

吴老家学源自《解围元薮》,书中"紫云风""血风"命名的证候与过敏性紫癜极其类似,作者认为该病"由七情蛊症,元气损伤,感冒秽毒,积久虫钻五内,酒色财气,郁忿暴怒,风寒暑湿,煎酿成之",吴老在临证中也认为该病的发病诱因主要为外邪,且主要以热邪为主,包括风热、湿热、热毒。外感时令之邪,六气皆易从火化,蕴于皮毛肌肉之间,或是触冒热毒,引动伏热。风热、湿热、热毒与气血相搏,热伤血络,迫血妄行,溢于脉外,渗于皮下,则发为紫癜。主要诱因包括风热、湿热、热毒以及药毒(如现在过量激素的使用)。若因先天禀赋不足或疾病迁延日久,耗气伤阴,导致气虚阴伤,则病情由实转虚,或虚实夹杂。气虚则统摄无权,气不摄血,血液不循常道而溢于脉外;阴虚火炎,血随火动,渗出脉外,可致紫癜反复发作。方中以侧柏叶炭、地榆炭、藕节炭、大蓟炭、白茅根行止血之功;猪苓、丝瓜络、蚕砂凉血;牡丹皮、连翘、金银花、黄柏、紫花地丁、黄连、胡黄连清热解毒,其中牡丹皮清热凉血,连翘、金银花、黄连走上焦疏风清热解毒,黄柏、紫花地丁清下焦热毒;醋延胡索行气止痛;苦杏仁、桔梗调畅气机,皮病肺治;地肤子、白鲜皮祛风解毒;制厚朴、炒火麻仁行气通便。

吴老辨证论治急性期过敏性紫癜,主张以"清热"为主,旨在清热解毒、凉血止血,兼顾止痛、顾护脾胃,且特别重视睡眠对过敏性紫癜的预后。在深知紫癜病因病机的基础上，对于临床最常见的湿热内阻，气血两燔证，常用自拟吴氏消癜方（组成：连翘、金银花、猪苓、牡丹皮、侧柏叶炭、大蓟炭、地榆炭、藕节炭、地肤子、白鲜皮、猪苓、丝瓜络、蚕砂、生地黄），随症加减。具体如下：清热解毒用连翘、金银花、黄连、黄柏、牡丹皮；凉血用地肤子、白鲜皮、猪苓、丝瓜络、蚕砂、生地黄；止血用侧柏叶炭、大蓟炭、地榆炭、藕节炭、白茅根。且根据舌苔具体分析，苔白加防风，苔厚用苍术，无苔加北沙参、太子参，芒刺舌用山栀子。兼症用药亦有区别，腹痛用延胡索、青皮、白芍；下肢痛用桑枝、忍冬藤、伸筋草，痛甚者加黄柏、桑寄生、威灵仙、徐长卿；上肢痛者用秦艽、羌活；不寐用炒酸枣仁、茯神、龙骨、远志；口干加芦根、石斛；呃逆则用竹茹、旋覆花、山药、白扁豆；大便干结用厚朴、火麻仁；大便稀溏用茯苓、茯苓皮；便血用荆芥炭、槐花；血尿、蛋白尿则应用白茅根加量；发热加青黛、生石膏、蝉蜕、钩藤；小儿哭闹，也可加蝉蜕、钩藤。

（苏强整理）

病案二

患者李某，女性，67岁，2021年12月21日初诊。

主诉：双下肢反复紫斑1年余。

现病史：患者1年前无明显诱因出现双下肢紫斑，无发热、关节疼痛、腹痛等症，多次于当地医院诊治，间断使用地塞米松注射治疗（具体剂量不详），用药后可暂时缓解，查血常规、抗核抗体、自身抗体未见异常，治疗效果不佳，反复发作。1周前小腿无明显诱因再次出现斑丘疹，逐渐增多、变大，伴轻度瘙痒感，小便黄。今为求中医治疗，遂来吴老处就诊。

检查：生命征平稳，心肺腹无异常。咽红，扁桃体不大。双下肢对称性、多发性红色斑丘疹，直径3～9mm，界限清楚，部分水肿性或高出皮肤，皮疹压之不褪色，无破溃、鳞屑、浸润，双下肢关节无肿胀及疼痛。

舌象：舌红，苔白腻。

脉象：双侧寸脉浮数，关脉弦。

西医诊断：过敏性紫癜。

中医诊断：紫癜风。

中医辨证：血热妄行证。

治法：祛风散邪，清热解毒，凉血止血。

处方：

炒僵蚕 15g	蚕砂 12g（包煎）	防风 10g	生黄连 12g
黄柏 15g	丝瓜络 12g	秦艽 10g	白茅根 30g
仙鹤草 15g	侧柏叶炭 20g	地榆炭 20g	藕节炭 20g
大蓟炭 20g	地肤子 15g	白鲜皮 15g	苦杏仁 10g
桔梗 10g	法半夏 12g	陈皮 10g	炒苍术 12g
猪苓 15g			

7剂，水煎服，每日1剂

另嘱患者早睡早起，调畅情志；注意饮食调护，禁食辛辣、甜腻食物。

2021年12月28日二诊，患者双下肢紫癜较前减少30%

左右，呈暗红色，仍有痒感，大便干，腻苔已去，苔薄黄，双侧寸脉浮数，关脉弦。治于前方去炒苍术、陈皮，加牡丹皮12g，连翘10g，金银花30g，蒺藜12g，苦参15g，海桐皮10g，延胡索15g，青皮、佛手、香橼、厚朴各12g，火麻仁5g。7剂，煎服法同前。

三诊、四诊于前方维持治疗半月后双下肢紫癜较前减少75%。

2022年1月25日五诊，患者双下肢皮疹基本消失，余诸症可，继予原方随症加减，巩固病情。

茯苓皮30g	冬瓜皮30g	牡丹皮12g	白鲜皮15g
地肤子15g	苦杏仁10g	桔梗10g	僵蚕15g
蚕砂10g（包煎）	独活12g	竹茹10g	青皮12g
醋延胡索15g	侧柏叶炭20g	大蓟炭20g	地榆炭20g
石斛12g	芦根15g	连翘12g	金银花15g
丝瓜络15g	黄柏12g	怀山药15g	佛手12g
炒白扁豆12g	香橼12g		

7剂，煎服法同前

此后再续服近3个月巩固病情，后上述症状未再复发。

【按语】该患者四肢紫癜频频发作，久治不愈，舌脉一派血热妄行之象，因此急则治标，以止血凉血消斑为要，而绝不妄用活血动血之品。对于皮肤瘙痒，吴老认为痒自风来，止痒先疏风，以炒僵蚕、蚕砂、丝瓜络祛风除湿，地肤子、白鲜皮走表清化血中湿热而止痒；防风辛散透达，使风去则痒止。又因久病易致气机闭塞，故患者双下肢稍水肿，治加白茅根、猪苓利水渗湿；配以苦杏仁、桔梗，一升一降，宣肺气而利膀胱，上下分消水湿，在升降之间调整全身气机。同时，针对血热妄行之病机，当清热解毒兼以祛湿，辅以金银花、连翘疏风清热，透邪外出。

过敏性紫癜属中医"紫癜风""肌衄"等范畴。《医理辑要》言："易热为病者，阴气素虚。"《景岳全书》记载："故凡病血者虽有五脏之辨，然无不由于水亏，水亏则火盛。"《诸病源候论》言："斑毒之病，是热气入胃，而胃主肌肉，其热夹毒蕴积于胃，毒气熏发于肌肉，状如蚊蚤所啮，赤斑起，周匝遍体。"吴老认为本病多由素体阴虚或阳热偏盛所致。患者因长期生活不规律，致机体耗伤气血，导致肝肾阴虚，同时嗜食辛辣，一遇外感引动，则致内热炽盛，化火生风，迫血妄行，又夹杂风邪引动，导致病情时时再发。同时，治疗上多首选激素对症治疗，但当激素用量较大、应用时间较长时，则易耗伤阴液，致阴不制阳，阳热之气相对偏旺而生内热，从而进一步加剧患者阴虚火旺的体质，使病情缠绵难愈。

吴老临证中首要注重不良生活习惯的改正及饮食的调节。如《解围元薮》中述："禁食一切动风、伤血、败气腥鲜、辛甘、瓜果、粉面，方可延生，否则虽愈必发。"因此，吴老常嘱患者清淡饮食，禁食辛辣之品，查明过敏原并减少其接触是首要任务。同时，吴老还注重患者的睡眠，健康的体魄来自睡眠，正如《素问·生气通天论》曰："阴平阳秘，精神乃治，阴阳离决，精气乃绝。"睡眠是阴平阳秘的一种特殊表现形式，而良好的睡眠更是平衡机体阴阳的天然方法。现代研究也发现，睡眠会影响到机体的免疫力，对免疫系统的稳定起着关键作用。因此临证中吴老尤其注重患者的睡眠质量，常选茯神、炒酸枣仁、合欢皮等方药疏肝养血安神。

吴老治疗该病常从以下几点出发：①治标以止血为先，不乱活血。当热毒炽盛，迫血妄行时，急用仙鹤草补虚止血，配凉血药凉血中之热并止血，黄连、黄柏清血中湿热；当病情趋于平稳，热邪退时及时去黄连、黄柏，而单用黄芩清肺热凉血；收涩止血药物不可久用，恐留瘀生热；凉血止血药为止血治标之药，久用易致瘀，应及时撤去，再加入三七散瘀止血，止血不留瘀。②苦寒清热，不忘透邪外达。透邪外达是温病学说的重要理论，故选金银花、连翘疏风清热解毒，透邪外出，以黄连、黄柏增强清热燥湿之功；因热去后则瘀难行，故热毒盛时，不可单用清热解毒，还需配少许清热凉血化瘀之品，故配少量牡丹皮清热凉血而止血。③养血凉血滋阴，不忘肺脾同调。该病患者多素体阴虚，因此治疗当养血滋阴，肺脾同调须贯穿疾病始终，初始患者热盛，迫血妄行，当以凉血之药清血中之热，又当滋阴降火，故以北沙参养阴生津；同时注重肺脾同调，肺主皮毛，助心行血，因此须加引经药杏仁、桔梗一升一降，配白茅根、猪苓利水渗湿，宣肺气而利膀胱，上下分消水湿，在升降之间调整全身气机；同时予地肤子、白鲜皮清化血中湿热而止痒；脾主肌肉四肢、主运化，脾失健运，易生湿热，故应注重清热健脾除湿，选用陈皮、怀山药、炒白扁豆等药健脾燥湿，扶正固本。④结合当地特色药材随症选药；吴老认为痒自风来，治疗止痒应先疏风，故以僵蚕治风，配伍蚕砂、丝瓜络祛风止痒；刺蒺藜刺入血络，透发伏毒，苦参清热燥湿，辛散疏风，解毒止痒。同时吴老还认为七情对于该病的重要性不可忽略，肝属木主风，宜开不宜郁，因气有行血、摄血之功，故肝气对于血液的固摄作用使肝藏血而养血，进而可预防出血，故予栀子、青皮、佛手、香橼疏肝和胃，调畅气机。

（万江、郑腾整理）

三、鼻出血

患者吕某，男性，35岁，2001年5月5日初诊。

主诉：鼻出血月余。

现病史：患者1个月前出现双侧鼻出血，不能自止，伴有头晕，就诊于当地医院，查血常规未见明显异常，当时予鼻腔填塞止血后好转，此后上述症状反复发作，经门诊检查后无其他特殊疾病，均予填塞止血治疗。近两日双侧鼻腔再次出血，血色鲜红、量少，不能自止，伴有少量血痂，时有鼻塞，仍感头晕，无头痛、视物旋转，恶心呕吐等症，精神、睡眠欠佳，饮食一般，二便调。为求中医治疗，遂来就诊。

检查：血压160/100mmHg，双侧鼻腔出血，色鲜红，量少，未见其他异常分泌物，其余未见活动性出血症状。

舌象：舌体胖大，舌质淡，苔薄白。

脉象：脉弦弱。

西医诊断：鼻出血。

中医诊断：鼻衄。

中医辨证：脾不统血，肝阳上亢证。

治法：健脾摄血，平肝重镇。

处方：

怀山药 15g　　炒白扁豆 12g　炙黄芪 20g　炒白术 15g

侧柏叶炭 20g　生石决明 30g　川牛膝 12g　益母草 15g

生珍珠母 30g　当归 15g　　　炒白芍 15g　炒苍耳子 10g

辛夷花 5g（包煎）白茅根 20g　　蒲黄 10g（包煎）

　　　　　　　　　　　　7 剂，水煎服，每日 1 剂

嘱患者服用上述方药期间，禁肥厚油腻、温燥之品。

2021 年 5 月 12 日二诊，患者服用上方 7 剂后，复测血压 143/89mmHg，出血情况缓解，头晕好转，精神、睡眠改善，生石决明、生珍珠母减量至 20g，加黄精 15g 补益养阴，茯苓 20g 健脾以促生血，5 剂。

2021 年 5 月 19 日三诊，患者血压恢复正常（平常于家中每日自测血压，波动于 128～139/74～91mmHg），鼻出血明显好转，偶有自发性出血，可自止，已无头晕，故去生石决明、生珍珠母、川牛膝、蒲黄，侧柏叶炭、白茅根减量至 15g。服用 5 剂后患者鼻出血停止，精神睡眠尚可。

约 6 个月后患者特于门诊处致谢，自诉未出现鼻出血、头晕等，血压平稳。

【按语】鼻出血是五官科的一种常见性问题，临床上大多数鼻出血的严重性和持续时间有限，轻者涕中带血，伴有头晕等症状，重者可能出现贫血、失血等症状，同时它既是一种单独病证，也可由其他局部或者全身性疾病诱发，属于常见性急症，该病大多数属轻症，其反复发作的特点对患者的日常生活及工作造成了一定程度的影响。西医处理本病以外治为主，其中鼻腔填塞止血最为常见，但仍有部分患者未能根治。

中医认为鼻出血属于鼻衄范畴，鼻衄者谓之"鼻中出血也"，"衄"作为病名，首见于中医经典古籍《黄帝内经》中的篇目《灵枢·百病始生》："阳络伤则血外溢，血外溢则衄血。"也有典籍记载"衄血""鼽衄"等病名，比较多见的为"鼽衄"。《素问悬解》认为："衄，鼻孔流血。"而目前经常提及的"鼻衄"之名，首见于《备急千金要方》："治鼻衄方，地黄汁五合，煮取四合，空腹服之，忌酒炙肉，且服粳米饮。"提出了鼻衄之病名，且对其治法、禁忌有所阐述。《诸病源候论》中还有病因命名的鼻衄疾病，如"伤寒衄""虚劳衄""温病衄"等，此外《三因极一病证方论》中也提及五脏衄、折伤衄等。《黄帝内经》记载脾主统血，肝主藏血，肝脾生理功能失司，脾不统血，血不循经，饮食入胃，脾胃受盛腐熟水谷，转化为水谷精微，其为血液生成之基础物质，肝藏血不足，统摄不固，肝体阴而用阳，肝主疏泄，存在气体的升降出入运动，气不循经脉而行，肝阳不受约束，上犯头窍，侵及鼻窍，血液正常运行功能受损，妄行脉外，发为"鼻衄"之为病。

本例患者以鼻出血为主症，属于中医"鼻衄"之域，吴老认为中医讲究整体观，见微知著，机体患病，需从患者本身症状出发，结合经典的辨证论治而立法、组药成方，人一身之体，有赖于五脏生理功能、阴阳协调、气血津液的正常运行。脾脏、肝脏均与血相关，统率摄血，藏血行血，维护血行脉中的生理状态。若生理功能失司，脏器之间互相影响，脾不统血致血液外溢，脉络受损，肝藏血不足，阴不制阳，肝阳上亢，太过则伤及脑窍。本案根据患者临床表现及舌、脉判断，当属脾不统血，肝阳上亢证。故治以健脾摄血，平肝重镇为法。该方从肝脾二脏入手，怀山药、炒白扁豆共行补益脾脏之功。炙黄芪益气健脾，两药皆味甘，性平，归脾经，可发挥健脾功效。《神农本草经》谓山药"主健中补虚"，《会约医镜》认为扁豆炒用健脾，《本草纲目》载扁豆入太阴气分，《本草经疏》认为二药入足太阴、阳明经气分，两者相使尽其治脾。黄芪多名，《本草纲目》称黄芪，《神农本草经》称戴糁，《名医别录》称戴椹，《药性论》称王孙，均提及其有补益之用。《长沙药解》谓白术补中燥湿，最益脾精，升清阳而消水谷。黄芪、白术相伍，使脾气充足，脾阳始化，统摄固权，纳血入脉，则出血止。侧柏叶本就可止血，炭化后更增止血之效。《神农本草经》曰白茅根补中益气，《本草纲目》言其止吐衄诸血，其既能补益又可止血。《千金翼》中载白茅根一握，水煎服可止血，其他如《金匮要略》柏叶汤、《校注妇人良方》《张氏医通》断红汤均提及白茅根有止血之功。生石决明、生珍珠母平肝阳、重镇降逆，入肝经而潜阳。前有补益之药统摄固化，再加益母草活血，使血止而不留瘀，《本草求真》认为益母草入心包、肝经，能行血，《本草备要》认为益母草可通行瘀血，生新血。当归、炒白芍补血活血养血，《汤液本草》载当归可入足太阴，通行全身血液，止头晕。炒苍耳子、辛夷花通鼻窍，治疗鼻塞，为治疗鼻部疾病的经典用药。《本草经集注》提出辛夷畏蒲黄，故方中两者均少量使用。蒲黄性味甘平，治衄血，《本草纲目》也提及其有活血之用，且与黄芪配伍可治衄血。后二诊时加黄精补益养阴、健脾，茯苓健脾以促生血。三诊时据证去石决明、珍珠母、川牛膝、蒲黄，侧柏叶炭、白茅根减量，共奏补益健脾、统摄止血、平肝重镇之功。

（卢云整理）

第七节 风科病证

一、荨麻疹

患者赵某，女性，52 岁，2022 年 7 月 5 日初诊。

主诉：周身泛发风团伴瘙痒 5 年余，再发 1 月余。

现病史：患者 5 年前无明显诱因出现周身泛发风团伴瘙痒，每逢夏季炎热天气时出现，夜间明显，进食辛辣刺激后加重，自服"扑尔敏"等抗过敏药后可缓解，未系统治疗。1 个月前无明显诱因再次出现周身泛发风团伴瘙痒，发作后 1 小时后可自行缓解，每到夜间发作，来求中医治疗。

检查：周身泛发淡红色风团，伴灼热、瘙痒剧烈，夜间明显，遇热加重，心烦易怒，口干口苦，纳尚可，夜寐不安，大便不成形，每日 1～2 次，小便调。神清，全身皮肤可见淡红色风团，心律齐，未闻及病理性杂音，呼吸音清，未闻及干湿啰音，腹软，无压痛及反跳痛，肝肾区无叩击痛，双下肢无水肿。

舌象：舌淡胖，边有齿痕，苔薄黄微腻。

脉象：脉浮数。

西医诊断：慢性荨麻疹。

中医诊断：瘾疹。

中医辨证：风热犯表兼血虚风燥证。

治法：疏风清热，养血润燥。

处方：

金银花 15g	连翘 10g	生黄芩 10g	黄柏 10g
苦参 10g	刺蒺藜 15g	蝉蜕 15g	全蝎 10g
地肤子 15g	白鲜皮 15g	桑白皮 15g	茯苓皮 20g
冬瓜皮 15g	当归 15g	炒白芍 15g	首乌藤 10g
忍冬藤 30g	北沙参 15g	钩藤 15g	徐长卿 10g
僵蚕 12g	丝瓜络 12g	重楼 10g	苦杏仁 10g
桔梗 10g			

7 剂，水煎服，每日 1 剂

2022 年 7 月 12 日二诊，患者诉服上方 7 剂后风团面积较前明显缩小，全身瘙痒情况也逐渐减轻，灼热、瘙痒明显缓解，口干苦、睡眠较前改善，纳眠可，大便略干，排便稍费力，小便调，舌淡胖，边有齿痕，苔薄微黄，脉细。考虑湿热、风邪已去大半，于前方去苦参、重楼、桑白皮、冬瓜皮、钩藤、丝瓜络、徐长卿、全蝎，加制黄精 15g，厚朴 10g 益气养阴，理气通便，再服 7 剂。

2022 年 7 月 19 日三诊，患者诉服上方 7 剂后周身风团及瘙痒情况消失，纳眠可，二便调，舌淡苔薄白，脉细。予前方加太子参20g，白术12g，山药15g以固肺脾之气，减金银花、黄芩、黄柏用量，再服7剂巩固疗效。

3个月后电话随访，患者诉服完上次药后至今周身风团及瘙痒情况未再发生。

【按语】荨麻疹分为急性荨麻疹和慢性荨麻疹，属过敏性皮肤病，临床表现为泛发风团，颜色或红或淡，常可自行消退，退后不留痕迹，伴瘙痒。多数荨麻疹病因不明，尤其是慢性荨麻疹。荨麻疹属中医瘾疹范畴，古代医家认为瘾疹发病机制多为先天禀赋不足，复感外邪。《医宗金鉴·外科心法要诀》云："此证俗名鬼饭疙瘩，由汗出受风，或露卧乘凉，风邪多中表虚之人。"本案中患者属慢性荨麻疹急性发作，发病与炎热天气明显相关，是为风热之邪客于营卫所致。该患者风团颜色淡红，伴有灼热瘙痒，结合舌苔薄黄而腻，可知风热夹湿蕴于肌肤；同时久病缠绵，耗伤阴血，加之夜间加重、舌质淡胖等表现，此为血虚之象，故而吴老选用消风散合当归饮子加减，同时配伍大剂量利水消肿、祛风止痒之品，以求快速缓解病情。吴老指出，荨麻疹多以表虚复受风邪为主，瘙痒是风邪致病的特点之一，也是荨麻疹患者痛苦之源，祛风止痒之品可灵活配伍，若患者瘙痒不甚，可与蝉蜕、僵蚕、地肤子、白鲜皮、炒蒺藜之品，若瘙痒剧烈，可在此基础上加用钩藤、徐长卿、丝瓜络、全蝎、乌梢蛇等祛风息风之药。营血主濡养肌肤，营血不足累及卫表，则易受外邪，治予当归、白芍即可，若血虚较重，可用四君子、黄精、首乌藤等益气养血。从荨麻疹形成的风团特点来看，其漫肿之形态与湿邪密切相关，因而在祛风养血之余需兼顾利湿消肿，吴老喜用黄芩、黄连、黄柏、苦参、重楼等品清热燥湿，白鲜皮、桑白皮、茯苓皮、冬瓜皮、忍冬藤、猪苓、泽泻等药利水消肿。临床组方全面细致，力求尽快减轻患者痛苦，读者临证参考时可酌情加减。

详观本案组方，方中金银花、连翘疏散风热，清热解毒；生黄芩、黄柏、苦参清热燥湿；重楼清热消肿；地肤子、白鲜皮、桑白皮、茯苓皮、冬瓜皮、忍冬藤清热解毒，利湿消肿；刺蒺藜、蝉蜕、钩藤、徐长卿、僵蚕、丝瓜络、全蝎祛风通络止痒；首乌藤祛风通络，养血安神，当归、炒白芍养血润燥，以取"治风先治血、血行风自灭"之意；北沙参滋阴润燥，固护营血，共为臣药；杏仁、桔梗宣畅气机。全方共奏疏风清热、养血止痒之功。

（宋瑶整理）

二、痤疮

患者李某，女性，18岁，1997年6月5日来诊。

主诉：面部反复出现红色斑丘疹2年。

现病史：患者2年前因进食辛辣后面部反复出现红色斑丘疹，进食油腻、辛辣之品则皮疹明显增多，伴口渴咽干，便秘。经多方治疗无效，遂来就诊。

检查：诊时见额面、颊密布针尖至绿豆大小的红色丘疹，上有脓点，部分丘疹隆起融合，有化脓之势。

舌象：舌红，苔黄厚腻。

脉象：脉滑数。

西医诊断：痤疮。

中医诊断：痤疮。

中医辨证：肺胃郁热证。

治法：清肺泻腑。

处方：

生黄芩 12g	苦杏仁 10g	桑白皮 15g	金银花 15g
野菊花 12g	栀子 10g	刺蒺藜 12g	白鲜皮 15g
地骨皮 12g	牡丹皮 10g	赤芍 10g	制厚朴 12g
秦艽 12g	预知子 15g		

5 剂，水煎服，每日 1 剂

嘱患者保持面部清洁，禁食辛辣肥厚之品。

复诊皮疹消退，未见新起红疹，大便通畅。前方去厚朴，加猪苓 12g，再服 5 剂，皮疹退尽，余留部分色素沉着及小块瘢痕。

【按语】痤疮是一种累及毛囊皮脂腺的慢性炎症性疾病，以粉刺、丘疹、脓疱、结节、囊肿、瘢痕为特征，具有一定的损容性。本病各年龄阶段人群均可发生，但以青少年发病率最高。青少年出现的痤疮一般是寻常痤疮，俗称"青春痘"。吴老认为痤疮病因乃进食辛辣肥甘，胃肠积热，复感外邪湿毒，毒热互结，郁于肺胃。肺与大肠相表里，肺热移于大肠则津伤便秘，反之胃肠积热，腑气不通亦可上犯于肺，终致郁热上冲头面而成痤疮。故吴老治疗本病立清肺泻腑之法，使热毒从腑而泻，从表而清，表里同治，分路而走，郁热得清，湿毒可化，则痤疮自愈。方中生黄芩、苦杏仁、桑白皮清泄肺热，尤其黄芩以清上焦热毒为主；金银花、野菊花、栀子、白鲜皮清热解毒；刺蒺藜、预知子疏肝解郁清热，祛风解毒；地骨皮、牡丹皮、赤芍、秦艽凉血清泄肺热；因肺与大肠相为表里，该患者还有腑气不通的便秘情况，故予制厚朴行气通便以清腑热。

（苏强整理）

三、大疱剥脱性皮炎

患者安某，男性，59 岁，2022 年 8 月 2 日初诊。

主诉：全身皮肤脱屑 2 年余。

现病史：患者 2 年前因患"银屑病"于当地医院服用药物（具体药物不详）后出现全身皮肤红斑、发热、瘙痒和大片脱屑，且不欲饮食，伴有夜晚难以入睡，分别于遵义医科大学附属医院、第三军医大学附属西南医院诊治（具体诊疗方案不详）后均未见明显好转，今慕名前来请吴老诊治。

检查：患者轮椅推入诊室，可见全身大量大面积皮肤白色鳞状脱屑，伴全身皮肤暗红色，下肢肿胀，肌肉瘦削，面色无华。触摸皮肤有发热感。患者之前有饮酒习惯，每日约 2 两。

舌象：舌质红，少苔。

脉象：脉细数。

西医诊断：大疱剥脱性皮炎。

中医诊断：红皮病。

中医辨证：热入营血证。

治法：清热凉血，透热转气，宣畅肌表。

处方：

炒酸枣仁 15g	茯神 15g	地肤子 15g	白鲜皮 15g
全蝎 15g	北沙参 15g	生地黄 15g	野菊花 12g
姜厚朴 15g	炒蒺藜 15g	炒僵蚕 15g	竹茹 15g
金银花 20g	天竺黄 12g	丝瓜络 15g	牡丹皮 12g
焦栀子 12g	胆南星 12g	连翘 12g	苦杏仁 10g
桔梗 10g	秦艽 12g	黄芩 12g	黄连 10g
玄参 10g	黄柏 10g	苦参 12g	蚕砂 12g（包煎）
蜈蚣 1 条			

7 剂，水煎服，每日 1 剂

2022 年 8 月 9 日二诊，患者皮肤色泽变浅，瘙痒症状减轻，全身皮肤脱屑明显减少，舌质红，少苔。处方以前方去蜈蚣，加酒乌梢蛇 30g，干石斛 15g，蒲公英 12g，芦根 20g，醋延胡索 15g，防风 10g。7 剂，水煎服，每日 1 剂。

2022 年 8 月 16 日三诊，患者全身脱屑状况基本好转，睡眠状况改善，饮食增加，舌质红，少苔。前方去竹茹，加当归 15g，白芍 15g，忍冬藤 30g，独活 15g，茯苓皮 20g，猪苓 12g，10 剂，水煎服，每日 1 剂。

1 个月后患者与家属特来门诊致谢，后电话随访至今，未再复发。

【按语】大疱剥脱性皮炎又称为"红皮病"，在中医学中与"药毒"学说有相似之处。该病发作的病机多是先天禀赋不足或后天脾胃失养，运化失司，血热内蕴，毒入营血，又因摄入辛热刚猛类药物，导致火毒内攻，气血两燔，蕴结于肌肤而发。治疗时应法以清热凉血、透热转气、宣畅肌表。患者由于长期饮酒，导致身体内郁热蕴结，久而入血，又使用辛甘大热之品，导致热毒蕴于肌肤，气血两燔。因此，在治疗初期，应以攻邪为主，清透体内热毒，兼顾凉血滋阴生津。在治疗中期则着重处理病情的主要矛盾，同时增加清热解毒、滋阴生津的药物，以导邪外出。在治疗后期，要在前期治疗的基础上巩固治疗效果，同时扶助人体正气，祛邪外达。方中以黄芩、黄连、黄柏、焦栀子取黄连解毒汤之义以清热解毒，清除血中热毒；金银花、连翘清除气分热邪，透热转气，透邪达表，野菊花能增强清热解毒之功；苦参、炒蒺藜、地肤子、白鲜皮相伍，共奏祛风止痒之效；竹茹、天竺黄、胆南星、蚕砂能清热化痰，助滋养胃阴；生地黄、北沙参、玄参取其轻清养阴之功，使养阴而不滋腻；苦杏仁、桔梗畅达气机；蜈蚣、全蝎祛风通络，其为虫药，能使药力深入草木之药所不能及处，其中全蝎治疗本病用量较大，吴老取其以毒攻毒之意；牡丹皮、丝瓜络能引药达表；炒酸枣仁、茯神宁心安神以助药效。

（焦德强整理）

四、银屑病

病案一

患者陈某，女性，47岁，2019年12月10日初诊。

主诉：全身泛发红斑鳞屑30余年，加重2个月。

现病史：患者 30 余年前无明显诱因四肢出现片状红斑，上覆细薄鳞屑，伴轻度瘙痒，就诊于当地医院，诊断为银屑病，予药物治疗（具体不详）后皮疹及瘙痒情况稍有好转。之后患者病情反复发作，且逐年加重，冬重夏轻。近 10 年患者皮损终年不消，且浸润肥厚，大量脱屑，瘙痒明显。曾间断口服"抗组胺"药物（具体不详），并长期外用糖皮质激素类软膏治疗，效果不佳。2 个月前无明显诱因出现皮损增多，泛发全身，以四肢、后背为甚，瘙痒剧烈，夜不能寐。自诉多年来未敢在夏日穿过短袖及裙子。

检查：全身皮肤干燥甲错，皮损处感瘙痒疼痛，伴有低热，恶热不畏寒，平素情志抑郁，睡眠饮食及小便尚可，大便难解，两日一行。躯干、四肢可见大片大小不等的红色或暗红色斑块，肥厚增生，皲裂渗血，呈蛎壳状，边缘有红晕，上覆厚灰白色鳞屑，抚之脱落如雪花，红斑周围可见散在点滴状红色鳞屑丘疹。

舌象：舌质红，苔黄稍腻。

脉象：脉滑数。

西医诊断：寻常型银屑病。

中医诊断：白疕。

中医辨证：湿热蕴结证。

治法：清热解毒，燥湿止痒。

处方：

生地黄 15g	山银花 12g	连翘 20g	当归 15g
炒白芍 15g	酒乌梢蛇 20g	羌活 12g	独活 12g

秦艽 10g   地肤子 20g   白鲜皮 20g   牡丹皮 12g

炒蒺藜 12g   野菊花 15g   蒲公英 12g   蚕砂 10g（包煎）

丝瓜络 10g   苦参 12g

7剂，每日1剂，水煎至100mL，三餐后半小时温服

嘱患者每晚22点前入睡，忌甜食、饮料、酒类、红薯、海鲜等。平日可予患处外涂橄榄油以滋润皮肤，促进皮损修复。

2019年12月17日二诊，患者皮疹颜色明显转暗，皮损边缘红晕基本消失，部分可见浅色假性萎缩纹，浸润肥厚较前好转，鳞屑较前明显减少，现时有瘙痒，疼痛未见明显减轻，未见新发皮疹，无发热恶寒，咽干咽痛等症，精神纳食可，仍难以入睡，且易惊醒，大便仍难解，小便调，舌质红、苔黄稍厚，脉滑数。治疗在上方基础上，乌梢蛇增至30g，苦参增至15g，加僵蚕12g，炒酸枣仁15g，厚朴12g，桑椹子10g，蝉蜕12g，徐长卿12g，苍术9g，远志12g。10剂，用法及忌口同前。

2019年12月26日三诊，患者皮损大部分已消退，皮疹颜色淡暗，浸润不明显，仅见少量细碎白色鳞屑，无瘙痒疼痛，口干，饮食可，睡眠稍差，二便调，舌淡红、苔少，脉细数。处方：

连翘 12g   金银花 30g   地肤子 20g   白鲜皮 20g

丝瓜络 12g   厚朴 12g   生地黄 12g   酒乌梢蛇 30g

野菊花 12g   蒲公英 15g   当归 15g   炒白芍 15g

苦参 12g   制远志 12g   独活 12g   牡丹皮 12g

黄柏 10g　　　僵蚕 15g　　　蝉蜕 12g　　　蚕砂 12g（包煎）

秦艽 12g　　　刺蒺藜 15g　　茯神 15g　　　炒酸枣仁 15g

黄芩 12g　　　苦杏仁 10g　　桔梗 10g　　　千里光 12g

川牛膝 15g　　石斛 15g

14 剂，用法及调护同前

2020 年 1 月 9 日四诊，患者仅四肢、背部残存皮肤粗糙，其余未见明显皮损，且皮肤红润、细嫩，诉偶有皮损处瘙痒，纳眠可，二便调，舌红，苔薄黄，舌边有瘀点，脉浮数。

处方：

连翘 12g　　　金银花 30g　　苦杏仁 10g　　桔梗 10g

地肤子 15g　　白鲜皮 15g　　刺蒺藜 15g　　当归 15g

炒白芍 15g　　酒乌梢蛇 30g　丝瓜络 15g　　蚕砂 12g（包煎）

千里光 12g　　野菊花 15g　　炒栀子 5g　　赤芍 10g

苦参 12g

14 剂，用法及调护同前，继续外用橄榄油润肤

2 个月后患者皮损全部消退，特来门诊致谢，随后电话随访 3 年余，未见复发。

【按语】本例为典型的湿热郁结兼有血虚的寻常型银屑病。患者久病，热毒之邪稽留血分，遍布游走周身，煎熬阴血，加之久居贵州此等湿度较高的地区，湿邪阻滞，气机不利，热邪与湿相合，缠绵致病。湿热胶结，如油和面，相互为患，日久病甚，故皮损迁延不愈。治以清热解毒，燥湿养血止痒，予吴老自拟白疕汤加减，配合橄榄油外用，内外同治。二诊血虚之证稍减，湿热之象仍著，故治疗时加强清热化湿之力，投苍术

以燥湿，加用蝉蜕、僵蚕、徐长卿及加大乌梢蛇、苦参用量以清热祛湿；睡眠差，大便仍难解，是阴血耗伤之故，故加炒酸枣仁、厚朴、桑椹子、远志养心安神，润肠通便。三诊皮损虽已好转，湿邪已清，但余热未清，而病程已久，正气已耗。治疗当在清热养血的同时，加强清热养阴、调畅气机功效，故加用黄芩、石斛、苦杏仁、桔梗。四诊患者皮损几近消退，故仅予基本方以善后，继续外用橄榄油促进皮肤屏障功能恢复。橄榄油除了有抗菌特性，富含维生素和抗氧化剂，还具有许多其他好处，如其中的维生素 E 有助于保护皮肤免受紫外线的伤害，抗氧化剂有助于捕获自由基并防止它们损害皮肤，保持皮肤健康，还有助于减轻衰老的影响。此外，橄榄油更有助于治愈受损的皮肤组织，所以吴老在临证中遇到皮肤屏障功能受损的患者均使用橄榄油外涂。嘱患者避免感冒以防反复，身心放松，调畅气血，早睡早起，注意饮食禁忌。

治疗上，银翘散合加味四物汤、蒺藜苦参丸，通调营卫，养血润燥，活血祛瘀。连翘、金银花疏风清热，走上焦（皮肤），除常规解表外，还善治各种皮肤病以止痒、当归、炒白芍、赤芍养血活血止痒。牡丹皮、炒栀子凉血解毒。白鲜皮、地肤子苦咸寒，入肺、大肠、脾、胃四经，功能清湿热止痒而疗死肌，为治各种风热疮毒、皮肤痒疹的特效药，两药合用可使溃烂、坏死、角化之皮肤，迅速脱落而愈。蒺藜苦参丸为吴老家传治疗皮肤病的秘方（《解围元薮》《疯门全书》均有记载），统治三十六种恶疾，原用来治疗麻风病，有很好的疗效，现吴老临证用于治疗银屑病、神经性皮炎、湿疹等各种顽固性皮肤病，均取得了很好的疗效。其中刺蒺藜祛风止痒；苦参清热燥湿，祛风止痒杀虫，两药配伍以增强燥湿祛风止痒之效。蚕砂、丝瓜络、僵蚕归肺、肝、胃三经，蚕砂具有祛风湿、和胃化湿之效，且经现代研究表明，它具有促进红细胞再生的功能，僵蚕燥湿化痰，祛瘀生新，丝瓜络祛风通络，三药共奏祛风燥湿、止痒之功。乌梢蛇在黄元御所著《玉楸药解》中记载："味咸，气平，入足厥阴肝经。起风瘫，除疥疬。乌梢蛇穿筋透络，逐痹祛风，治中风麻痹，疥疬瘙痒。"现代医家认为，该药能祛风、通络、止痉。治皮毛肌肉诸疾，主诸风顽癣、风瘙瘾疹、皮肤不仁、风湿顽痹、疥癣麻风、瘰疬恶疮、口眼歪斜、半身不遂，确实是治疗一切皮肤顽症的特效药，吴老常用该药专治银屑病，临床常收效颇丰。诸药相合，可使气血旺盛，使病变的皮损局部变得气血充盈，肌肤四末得以濡养。

（苏强整理）

病案二

患者王某，男性，42岁，1998年7月6日初诊。

主诉：全身鳞屑伴瘙痒4年。

现病史：患者4年前患银屑病，全身上下均布满一层银白色鳞屑，未经治疗，入冬后鳞屑自行脱落，不留痕迹，每年如此。今银屑加重，患者极端痛苦，曾多处就诊，均未治愈。特来吴老处求诊。

检查：身痒难忍，夜不能眠，身热，口干、口渴，欲饮冰水，心烦易怒，大便干结难解，小便黄。患者面色潮红，除

眼、鼻孔、口唇、肛门及外生殖器外全身上下布满直径约 3cm
大小的红斑鳞屑。

舌象：舌质红绛，苔黄腻。

脉象：脉弦滑数。

西医诊断：银屑病。

中医诊断：白疕。

中医辨证：热伏营血。

治法：清热凉血，解毒润燥。

处方：

牡丹皮 15g	生黄芩 15g	白鲜皮 20g	地肤子 15g
苦参 10g	当归 15g	赤芍 15g	滑石 25g
木通 15g	苦杏仁 10g	胡麻仁 15g	

12 剂，水煎服，每日 1 剂

嘱患者忌食辛辣食品及鱼类。

治疗 12 天后，患者身痒大减，脱屑增多，夜能入眠，脉象
较前缓和，舌质红，苔薄黄。上方去胡麻仁、苦参，加天花粉
15g，玄参 12g，薏苡仁 20g。再治疗 1 个月，患者鳞屑脱尽。

【按语】本病发病多在夏秋两季，乃为时令之邪所伤，营
卫失和，热毒伏于营血，热灼阴液，肌肤失养所致。治当清热
凉血，解毒润燥。治疗中生黄芩清热解毒；白鲜皮、地肤子、
苦参燥湿止痒；天花粉育阴润燥；木通、滑石使热从小便而
解；胡麻仁、苦杏仁泻肠腑之热；当归、赤芍活血养血。诸药
合用，共收奇效。

（苏强整理）

五、毛发红糠疹

患儿4岁，1973年5月初诊。

主诉：全身皮缝红肿溃疡1年余。

现病史：患者因全身皮肤褶皱处红肿溃疡前来就诊，家长诉外用地塞米松软膏有效，停药后复发，于全国多地诊断为"毛发红糠疹"，治疗后未见好转，后经人介绍前来吴老处医治。

检查：家长诉患儿全身皮肤褶皱处红肿溃疡，皮损久经不愈，全身发热，喜冷水浴，天凉亦不觉冷，不易感冒。

舌象：舌质红，舌苔黄。

脉象：脉浮数，指纹青紫。

西医诊断：毛发红糠疹。

中医诊断：狐尿刺。

中医辨证：血热风盛证。

治法：清热凉血，养血祛风。

处方：

蝉蜕6g	荆芥4g	防风4g	刺蒺藜4g
当归6g	炒白芍6g	地肤子4g	白鲜皮4g
牡丹皮6g	茯苓皮6g	玉米须10g	苦杏仁4g
桔梗4g	北沙参6g	炒僵蚕4g	连翘4g
金银花6g	桑白皮6g	生黄芩4g	

6剂，水煎服，每日1剂

嘱家长停止外用药物。

尽剂后复诊，红肿已基本消退，溃疡面已开始结痂，予原方服用。嘱每尽剂后再复诊，溃疡逐渐结痂脱落，皮肤色素逐渐消退，经治 3 个月，皮肤色素已基本消退。

【按语】患者以"全身皮肤褶皱处红肿溃疡"就诊，属于中医学"狐尿刺"范畴，中医学认为其病机主要是血热风盛、血虚风燥。其特点是素体血热，脾胃虚弱为主，邪实内阻为辅，发病易受情志影响。

①血热风盛：素体血热，再加感受风热，或进食鱼虾辛辣之物，使血热外壅肌肤，而见肌肤红斑弥漫浸润，潮红脱屑，干燥灼热瘙痒而发病。②血虚风燥：平素脾胃虚弱、中气不足，复感外邪，气血生化失职，肌肤无以荣养，则皮肤干燥脱屑；脾虚则运化失司，水湿内停，阻滞气机，毛窍壅塞不通，可见毛囊角化性丘疹。肝藏血，主疏泄，肝失条达，疏泄不利，则血不能藏，久而血虚，使肌肤爪甲失于濡养。本病病久不愈，患者情志不舒，又因脾虚内生湿邪，阳滞中焦，影响肝气的输布，导致了肝郁的发生。郁久而血虚，可见掌跖角化过度，手指关节、肘膝关节皮疹密布，鸡皮样外观。

结合患儿喜凉，舌红、苔黄，脉浮数，指纹青紫等病症特点，本病辨证为血热风盛。方中蝉蜕、荆芥、防风、刺蒺藜、炒僵蚕祛风；连翘、金银花、桑白皮、生黄芩均为清热之剂，且药性循于上焦，使肺热得清；肺主皮毛，气血壅盛于肌肤腠理，予苦杏仁、桔梗宣肺气而开腠理，使热邪有出路；热盛已久，津液必伤，又以北沙参养护肺阴；地肤子、白鲜皮、牡丹皮清热凉血；茯苓皮、玉米须利水消肿；当归、白芍养血，遵循治风先治血，血行风自灭的原则，加强祛风的效果。

西医学认为毛发红糠疹是罕见的慢性鳞屑性角化性炎症性皮肤病，好发于青壮年，是由于皮肤的轻中度角化过度，灶性角化不全，皮脂腺略萎缩导致的，以黄红色鳞屑性斑片和角化性毛囊丘疹为特征。镜下主要表现为皮损处活动性黑色素减少。本病发病常与遗传、感染、内分泌、维生素缺乏等因素有关。目前没有较好的治疗方法。

临床上可分六型。

第一型：典型成人型，最为常见，占所有病例半数以上，患者为成人，40～60岁占多数。皮损常始于头、颈及躯干上部，表现为红斑伴毛囊角化性丘疹，在几周内发展成泛发性红斑，除近段指节背侧可见皮疹外，其余部位常见不到毛囊性丘疹。

第二型：不典型成人型，较少见，占所有病例的5%。临床表现不典型，在某些部位有显著的毛囊角化性丘疹，而在别处尤其是小腿部可见较多的层片状鳞屑，常可见到湿疹样变化。此型很少发展成红皮病。

第三型：典型幼年型，占所有病例的10%。患者为5～10岁的儿童，皮损特点与第一型相似。有的患者有急性感染史，随后很快发生毛发红糠疹。通常在1～2年自愈。

第四型：幼年局限型，约占所有病例的1/4，出生几年后发病。皮疹主要限于肘、膝部，为境界清楚的斑块，30%的病例能在3年内自愈。

第五型：非典型幼年型，患者在出生后不久或出生后数年内发病，表现为红斑、角化过度及毛囊性角栓。可发展成红皮病。可能与毛囊性鱼鳞病和红斑皮肤角化病重叠。少数病例伴有肢端硬皮病样变化，常有家族史，很少能自愈。

第六型：合并 HIV 感染相关性毛发红糠疹。患者有 HIV 感染，皮损类似毛发红糠疹，面部及躯干上部表现角化病，常有严重的聚合性痤疮。少数病例有免疫缺陷和低丙种球蛋白血症。

早期红斑易诊断为"银屑病"，若有明显的色素减退，易与"白癜风"相混淆。诊断时应结合发病年龄、皮损特点、皮损分布等特点细细审查，若辨证准确，对证用药，临床可见很好的治疗效果。

（阳帆整理）

六、带状疱疹

患者杨某，男性，23 岁，2019 年 5 月 15 日初诊。

主诉：左侧颈部疼痛伴疱疹 1 周余。

现病史：1 周前患者伏案熬夜劳作后，第二日晨起感左侧颈部灼痛，轻触皮肤则感针扎样刺痛，后颈部逐渐出现大片淡红色斑疹，上密集覆盖大量白色小水疱，皮肤红斑处有灼热感、刺痛感，稍轻触碰则有明显疼痛。患者当即到附近诊所就诊，予治疗（具体治疗方案、药物不详）后有所好转，几天后感小水疱中水量有所减少，部分水疱有结痂，但疼痛仍明显。为求中医治疗，特来门诊就诊。

检查：左侧颈部大片淡红色斑疹，面积约 3cm×5cm，上面可见分散簇集状水疱，色白，少数已有结痂，皮肤红斑处有灼热感、刺痛感，轻触皮肤，则感针扎样刺痛，伴胸闷、心慌、心悸，稍微活动后即感气促，四肢乏力，中上腹部有饱胀感，饮食欠佳，头晕、头痛，两胁微胀痛，精神萎靡，夜间睡眠差，多梦易醒。

舌象：舌质淡红，苔薄白。

脉象：脉浮细弱。

西医诊断：带状疱疹。

中医诊断：蛇串疮。

中医辨证：肝郁脾虚，气血两虚证。

治法：疏肝健脾，理气止痛。

处方：

炒酸枣仁 15g	制远志 15g	茯神 15g	当归 15g
炒白芍 12g	黄芪 30g	甘松 6g	双钩藤 15g
夏枯草 15g	连翘 12g	金银花 30g	怀山药 12g
炒白扁豆 12g	芦根 20g	竹茹 15g	茯苓 20g
预知子 15g	醋延胡索 15g	青皮 12g	佛手 12g
香橼 12g	合欢皮 15g		

7 剂，水煎服，每日 1 剂，三餐后半小时温服

嘱患者清淡饮食，忌海鲜、香料、酒类、甜品、卤菜等，每晚 9 点半前即上床休息。

2019 年 5 月 22 日二诊，患者左侧颈部水疱几乎已结痂，留下大小约 2.5cm×4.5cm 的色素沉着，表面皮肤无明显疼痛，触之无刺痛感，胸闷、情志、纳眠等情况均较前好转，腹

部已无饱胀感，食欲可，但易有饥饿感，仍感心慌、心悸，活动后气促，易疲劳，感腰膝部酸软胀痛，小便量多、频，舌淡红，苔薄白，脉细无力。处方：

炒酸枣仁 15g	制远志 15g	茯神 15g	当归 15g
炒白芍 12g	黄芪 30g	炒苍术 12g	法半夏 12g
陈皮 12g	甘松 6g	怀山药 15g	炒白扁豆 12g
预知子 15g	太子参 12g	醋延胡索 15g	青皮 12g
砂仁 3g	建曲 15g	羌活 12g	淫羊藿 15g
沙苑子 15g（包煎）			

7 剂，煎服法同上

2019 年 5 月 29 日三诊，患者已无皮肤疼痛，睡眠、胸闷、情志、纳眠较前明显好转，无明显心慌心悸、气促气累，嘱患者可停药。

【按语】 蛇串疮因其出现的皮损形状很像蛇爬过的痕迹故名，同时它又有"蛇丹""蜘蛛疮""火带疮""蛇缠腰"等别称。西医称本病为带状疱疹，是由水痘－带状疱疹病毒所引起的，多发于春秋季，皮损的特点是多个密集生长在一起的水疱，形如长带蜿蜒，如蛇爬行，沿周围神经的方向分布，可以出现在皮肤的任何一个部位，并且大多只生于机体的一侧，伴随分布部位的疼痛。因为大多数患者的疱疹生于腰间，故又名"缠腰火丹"。蛇串疮大致可分为三个证型：脾虚湿蕴、气滞血瘀及肝经郁热，然而此患者不能单纯地从以上类型进行辨治。夜间为五脏六腑之精气休养生长之时，阳气藏，阴气长，阳入于阴，阴中有阳，则阴阳调和。本例患者因夜间未及时休息，脏腑不能休养，阳不入阴，使阴不能生，阳气外泄，则阴阳失衡。按人体五脏六腑对应的时辰来看，夜间九点至十一点为三焦经所主，十一点至凌晨一点为胆经所主，凌晨一点至三点为肝经所主，患者在三焦、肝、胆经当令之时没有及时就寝，脏腑气血失养，故而出现相应的脏腑病变。《黄帝内经》有云："人卧则血归于肝。"患者熬夜伤肝，肝不藏血，肝气亦无法疏发，则易乘脾使脾气虚弱，肝郁脾虚，气血亏虚，涉及三焦、肝、胆，并影响精神情志。气能生神，为神之根本，神为气主，神失则气乱，《脾胃论》云："气乃神之主，精乃气之子，气者精神之根蒂也。"故吴老在方中以炒酸枣仁、制远志、茯神，先安患者之神，患者睡眠改善后，脏腑当令，脏腑功能亦得以改善，阴阳气血得以调和。再用当归补肝之血，使肝血得藏，炒白芍柔肝之阴，两药共同作用，使肝血生。黄芪补患者之气，以气行血，气血双补。肝气郁滞，易生内热，以双钩藤、夏枯草祛除肝经郁热。连翘、金银花解表透邪，使肝经之郁热从表而散，使疱疹邪毒从表而透。芦根清热，竹茹化痰。甘松、怀山药、炒白扁豆及茯苓同用以健脾，使后天气血得到补充，气血得以化生。预知子、醋延胡索疏肝理气，使疼痛减轻。青皮、佛手与香橼合用，以疏通肝经之郁气。合欢皮使心神得到安宁，解肝之郁气，气血通调后则疼痛自止。二诊中患者疱疹、疼痛渐消，以胸闷、劳累、食后易饥为主症，故在原方的基础上减疏肝之药，加法半夏以化胸中之痰，陈皮行胸中之气，使胸闷得以解除。砂仁宽中健脾化湿，建曲健脾和胃以调中。淫羊藿与沙苑子合用，补肝益肾，使脏腑功能得以恢复。气血虚弱之人，应徐徐补之，故以太子参缓补脾气，脾实则肝自愈。用羌活来解表化湿，使机体之湿得以祛除。在服药期间，患者应忌食辛辣、油腻等刺激类食物，以免影响药效发挥。此病案以肝郁脾虚、气血两虚为主，治疗应疏肝解郁，健脾补气，从而使患者神安、脏腑气血阴阳调和，则疼痛自止。

（苏强整理）

七、黑棘皮病

患儿李某，女性，17 岁，2015 年 6 月 11 日就诊。

主诉：患者颈部、腋窝处发黑 1 年余。

现病史：患者 1 年前无明显诱因发现颈部、腋窝处皮肤发黑，于外院诊断为"黑棘皮病"，经口服药物治疗（具体不详）后未见明显改善。今为求中医治疗，特来请吴老诊治。

检查：颈部后侧、腋窝处皮肤色素沉着，呈灰棕至黑色，边界不清，皮肤粗糙，伴有疣状赘生物，夜间偶有瘙痒，平素怕热，但不喜凉，精神纳眠可。

舌象：舌红，边有瘀点，苔薄白。

脉象：脉滑数。

西医诊断：黑棘皮病。

中医诊断：黧黑斑。

中医辨证：湿热瘀互结证。

治法：清热祛湿，凉血化瘀解毒。

处方：

当归 15g　　　赤芍 15g　　　炒白芍 15g　地肤子 15g

白鲜皮 15g　连翘 10g　　　夜交藤 15g　制何首乌 15g

炒僵蚕 15g　蚕砂 12g（包煎）刺蒺藜 15g　秦艽 15g

蝉蜕 12g

　　　　　　　　　7 剂，水煎服，每日 1 剂，三餐后温服

　　2015 年 6 月 18 日二诊，患者药后腹部胀满，苔腻，前方加炒苍术 12g，姜厚朴 12g，醋延胡索 15g，预知子 15g。继服 7 剂，煎服方法同前。

　　2015 年 6 月 25 日三诊，患者皮肤变薄，夜间瘙痒明显改善，服药后无明显不适，予上方加金银花 30g，野菊花 12g。7 剂，煎服法同前。

　　2015 年 7 月 1 日四诊，患者皮肤色素沉着稍有减淡，感下腹隐痛，舌淡，苔薄白，脉沉细。处方：

黄芪 30g　　炒白术 15g　　当归 12g　　　白芍 15

川芎 10g　　肉苁蓉 15g　　怀山药 15g　　炒白扁豆 12g

小茴香 3g　　制何首乌 15g　炒僵蚕 15g　　蚕砂 12g（包煎）

刺蒺藜 15g　蝉蜕 12g　　　醋延胡索 15g　预知子 15g

　　　　　　　　　7 剂，水煎服，每日 1 剂，三餐后温服

　　2015 年 7 月 8 日五诊，患者黑色皮疹大部分减淡，心烦，舌淡红，苔稍腻，脉细。处方：

当归 15g　　赤芍 15g　　白芍 15g　　　连翘 10g

制何首乌 15g　炒僵蚕 15g　蚕砂 12g（包煎）刺蒺藜 15g

秦艽 15g　　蝉蜕 12g　　生地黄 12g　　牡丹皮 15g

赤芍 12g　　北沙参 15g　山栀子 12g　　地骨皮 12g

醋延胡索 15g　预知子 15g　小茴香 3g

　　　　　　　　　7 剂，水煎服，每日 1 剂，三餐后温服

　　其后患者多次复诊，均在前方上稍做调整，主要以补益气血、维持阴阳平衡、气机调畅为主。半年后复诊全身皮肤未见明显色素沉着，尤以患处皮肤为主，且较前光滑。

　　【按语】脾为后天之本，后天饮食失节，脾胃受损，脾阳不振，水液运化失常，湿邪蕴于肌表，故发本病。因湿致瘀、湿瘀互结是疾病的慢性发展过程，湿性黏滞，湿、瘀日久而生热，湿热内蕴，阻滞气机，血行不畅，凝滞脉中，产生瘀血，瘀血阻滞，邪毒蕴积于肌肤，则成黧黑斑块之状。正如《难经·二十四难》载："脉不通则血不流，血不流则色泽去，故面色黑如黧。"吴老认为应针对"本虚标实"两方面治疗，先祛其邪后调其本。首先以清热解毒、祛湿活血为主，炒僵蚕、蝉蜕可搜剔风邪，连翘、蚕砂以清热解毒，以上均为质轻之品，可透邪外出，使营之邪透出气分而解，并增强清热之效；何首乌、秦艽养血祛风；当归、白芍有"四物"之义，以养血活血；赤芍清热凉血；夜交藤养血安神，以求"治风先治血，血行风自灭"；刺蒺藜、白鲜皮、地肤子以解毒燥湿，祛风止痒。而湿、瘀阻遏气机，影响脏腑气机运行，产生气滞的表现，故二诊中加入炒苍术、姜厚朴行气消胀；醋延胡索、预知子疏肝理气，正如治湿须理气，气行湿自化。三诊患者瘙痒改善，予金银花、紫花地丁进一步清热解毒凉血以祛邪。四诊时邪去正亦虚，故加黄芪、炒白术、怀山药、炒白扁豆补气健脾；肉苁蓉补肾温阳；小茴香理气止痛，顾护脾胃及扶正。后续治疗以清热祛湿、凉血解毒为主，辅以清虚热、疏肝行气、顾护脾胃。诸药合用，以达祛外邪，扶正气，调理阴阳的功效。故能经辨证治疗后药到病除。

（郑腾整理）

八、白塞病

患者陈某，女性，50岁，2019年4月4日初诊。

主诉：反复口腔、生殖器溃疡2年。

现病史：患者2017年至今口腔溃疡及生殖器溃疡反复发作，于当地医院及诊所治疗，未予明确诊断，经中西医对症处理未见明显效果。遂来吴老门诊就诊。

检查：口腔溃疡6个，约绿豆大小，红肿疼痛，触痛明显，诉生殖器偶有溃疡，四肢可见散在皮肤溃疡，疼痛明显，自觉发热，尤以手足心为甚，口干舌燥，偶有咳嗽，发病以来入睡困难，饮食尚可，大便两日一行，小便正常。

舌象：舌尖红，苔薄黄。

脉象：脉浮细数。

西医诊断：白塞病。

中医诊断：狐惑病。

中医辨证：阴虚津伤兼外感风热证。

治法：滋阴清热解毒，辛凉透表。

处方：

青蒿10g	秦艽12g	醋鳖甲15g	地骨皮15g
连翘12g	金银花30g	生黄芩15g	制厚朴12g

炒酸枣仁 15g	前胡 12g	蝉蜕 15g	苦杏仁 10g
桔梗 12g	淡竹叶 15g	莲子心 3g	霜桑叶 15g
北沙参 15g	知母 6g	芦根 15g	

　　　　　　　　　　　　　　　　　　14 剂，水煎服，每日 1 剂

　　嘱患者不使用其他任何药物，早睡，忌烟酒、饮料、糖、热带水果及辛辣肥甘厚味之品，调畅情志。

　　2019 年 4 月 18 日二诊，患者诉症状明显减轻，口腔溃疡已减至 2～3 个，疼痛大减，未见阴部溃疡，四肢皮肤溃疡基本痊愈，睡眠质量及大便情况得到改善，发热症状明显缓解，但觉胁肋部疼痛，仍感口干，饮食较差，夜尿 1 次，舌体稍胖大，舌淡红苔白，脉弦细数。证属肝脾不和，治以疏肝健脾。处方：

连翘 12g	金银花 30g	怀山药 15g	炒白扁豆 12g
生地黄 15g	牡丹皮 12g	芦根 20g	金钗石斛 1.5g
知母 12g	蚕砂 15g（包煎）	丝瓜络 15g	覆盆子 15g
益智仁 15g	淫羊藿 15g	益母草 15g	神曲 15g
炒麦芽 15g	苦杏仁 10g	桔梗 12g	北沙参 15g
醋延胡索 15g	预知子 15g	秦艽 10g	

　　　　　　　　　　　　　　14 剂，服药方法及注意事项同前

　　随访 3 个月，患者诉口腔溃疡、生殖器溃疡及皮肤病变未再发作，未见眼部及其他症状，精神饮食可，二便调。

　　【按语】该患者以反复口腔溃疡及生殖器溃疡为主，可见皮肤病变，兼见发热、口干、入睡困难等症，可明确诊断为白塞病，中医诊断为狐惑病（阴虚津伤兼外感风热证）。吴老治以滋阴清热解毒，辛凉透表。方中青蒿、秦艽、醋鳖甲、地骨皮、北沙参、知母、芦根滋阴生津，清热解毒；连翘、金银花、生黄芩、淡竹叶、莲子心、霜桑叶、蝉蜕清上焦热毒，辛凉透表；制厚朴行气通便；炒酸枣仁养心安神；前胡、苦杏仁、桔梗宣肺，助肺行"主皮毛"之用以疗四肢皮肤溃疡。二诊时辨证为肝脾不和，故在初诊基础上加醋延胡索、预知子疏肝行气止痛；怀山药、炒白扁豆顾护脾胃；神曲、炒麦芽健脾和胃；蚕砂、丝瓜络祛风解毒，清热除湿；覆盆子、益智仁、淫羊藿温肾缩尿；秦艽祛风湿，退虚热；益母草活血化瘀，祛瘀生新。

　　吴老在辨证的基础上认为白塞病基本病机是肝郁阴虚而生瘀、毒、湿热。对此，吴老提出本病治以滋阴退热安神、疏肝解郁为主，兼顾护脾胃。若兼杂他症，则因邪制宜。在临证中发现大多数患者长期熬夜，且急躁易怒，发病时可出现反复口腔、生殖器溃疡，溃疡灼热疼痛，伴见发热、口干舌燥、情绪激动、失眠等症，病程后期可见夜尿、饮食欠佳等症。吴老治疗白塞病时用药灵活，师古却不泥古，且善于运用药对治疗疾病，对中药的毒理、现代药理研究及不良反应、使用禁忌有足够的了解。临证应用对药尚矣，《黄帝内经》中四乌贼骨一藘茹丸，记载乌贼骨与茜草相伍，治妇人血枯经闭者；到我国著名中医临床家和中医教育家施今墨先生，其临证方药的施用，每善于药对，并云："对药作用即辨证法中相互依赖，相互制约的实践，非相生相克之谓"。吴老在临证时深谙古今医家使用对药之精髓，并在50余年的临床经验中筛选出对白塞病的各种症状更具针对性的药对。如连翘与银花配伍，既能疏散风热，清热解毒，又可辟秽化浊，对治疗白塞病之口腔溃疡、生殖器溃疡以及眼部症状均有良好疗效；蚕砂和丝瓜络配伍，能祛风通络，解毒化湿热，吴老运用二药治疗反复口腔溃疡，收效颇丰。

白塞病是一种以血管炎为基本病理改变的慢性全身性炎症疾病，是风湿科常见疾病，易反复发作，且病情较长。白塞病属于中医学"狐惑病"范畴，吴老在多年的临证经验中对白塞病的认识有其独到的见解，认为其病因病机较复杂，需兼顾多方，用药也有自己的特色，在辨证施治的同时注重睡眠、情志及脾胃的调理，从整体论治，灵活加减，故临床疗效较佳。

（苏强整理）

九、系统性红斑狼疮

患者李某，女性，37岁，2020年8月19日初诊。

主诉：面部红斑、肉眼血尿5年，上症加重伴面部水肿、腰酸、乏力半年。

现病史：患者5年前无明显诱因出现面部红斑、肉眼血尿，无胸闷气急，无头晕头痛，查肾功能：尿蛋白（＋＋＋＋），红细胞15个/μL，予输液及口服药物治疗（具体不详），患者诉症状未见明显好转。此后多处求医，治疗效果均不理想。后就诊于贵州中医药大学第二附属医院门诊查抗SS-A60/SSB抗体阳性，予甲泼尼龙片16mg每日1次、硫酸羟氯喹片0.4g每日2次口服，外用他克莫司软膏，此后一直口服甲泼尼龙片 4mg 每日 1 次控制病情。今为求中医治疗，特来吴老处就诊。

检查：面部蝶形红斑，主要集中在鼻尖及双侧面颊部，面部水肿，双手末梢皮肤轻度发绀，肝、肾区轻叩击痛，双下肢不肿。腰酸乏力，肉眼血尿，无泡沫尿，皮肤无脱屑，无发热、关节疼痛，无口干、眼干，无光过敏、雷诺现象等，精神、饮食、睡眠欠佳，二便调。

舌象：舌淡，苔薄白。

脉象：脉浮细弱。

西医诊断：系统性红斑狼疮；狼疮性肾炎。

中医诊断：水肿病。

中医辨证：湿毒炽盛，风水相搏证。

治法：利水消肿，清热利湿透毒。

处方：

茯苓皮 30g	冬瓜皮 30g	猪苓 15g	盐泽泻 12g
玉米须 30g	苦杏仁 12g	桔梗 12g	连翘 12g
金银花 30g	黄芪 30g	麸炒白术 15g	预知子 15g
醋延胡索 15g	醋青皮 12g	佛手片 12g	香橼 12g
胆南星 15g	炒僵蚕 15g	侧柏叶炭 20g	白茅根 30g
忍冬藤 30g			

7 剂，水煎服，每日 1 剂

2020 年 8 月 26 日二诊，患者面部水肿较前消退大半，鼻尖部红斑较前淡化，右侧面颊部蝶形红斑增多，无脱屑，嘴唇已无发绀，但红斑瘙痒难忍，无疼痛，仍有肉眼血尿，舌淡红，苔薄黄，脉细。此为毒邪外透之象，原方去胆南星、醋延胡索、醋青皮、佛手片、香橼等理气药物，加地肤子20g，白鲜皮20g，丝瓜络15g，炒蒺藜15g，蝉蜕12g，蚕砂12g（包煎）。7剂，水煎服，每日1剂。嘱患者复查尿常规。

2020年9月2日三诊，患者鼻尖部红斑基本消失，右侧面颊部蝶形红斑增多，颈项部有新增红斑，瘙痒难忍，无脱屑，无疼痛，舌淡红，苔薄白，脉细。复查尿常规正常。治疗在二诊方基础上加当归15g，白芍15g，取"治风先治血，血行风自灭"之意。患者尿常规正常，故去白茅根、侧柏叶炭、盐泽泻。7剂，水煎服，每日1剂。

2020年9月9日四诊，患者右侧面颊部蝶形红斑减少，颈项部红斑较前略少，仍瘙痒难忍，无脱屑，无疼痛，感掌指关节疼痛，舌淡红，苔白，脉细。在三诊方基础上加用炒桑枝15g，伸筋草15g。10剂，水煎服，每日1剂。

2020年9月23日五诊，患者右侧面颊部蝶形红斑逐渐淡化，颈项部红斑较前明显减少，红斑、瘙痒好转，无脱屑、疼痛，掌指关节疼痛好转，睡眠差，舌淡红，舌体略瘦小，苔薄，脉细。考虑患者舌体较前略瘦，故予原方加用太子参15g，炒酸枣仁15g，茯神15g，制远志12g，杜仲15g，烫骨碎补15g，淫羊藿15g，续断片15g，金毛狗脊12g。服用14剂后，患者症状逐渐好转。

随访1个月，继予原方巩固疗效，患者病情稳定，未再服用激素。

【按语】系统性红斑狼疮是一种累及多系统的免疫性疾病，

病情复杂多变且难以完全治愈，需长期随访服药观察。该病案中患者为中年女性，素体虚弱，且长期服用激素，导致体内湿毒积聚，加之外感邪毒，内舍于肺，肺失宣降，水道不通，使风遏水阻，风水相搏，泛溢肌肤，故见面部水肿。《素问·水热穴论》云："帝曰：肾何以能聚水而生病？岐伯曰：肾者，胃之关也。关门不利，故聚水而从其类也。上下溢于皮肤，故为胕肿。胕肿者，聚水而生病也。"邪毒上扰，故见面部红斑；疾病日久，正邪交争，正气亏虚，损及肝肾，故见腰酸、乏力；肾虚不能固摄，而致精微漏下，故见血尿、蛋白尿。吴正石教授认为，治疗本病应首先以利水消肿、清热利湿透毒治其标，而后补益肝肾治其本。方中茯苓皮、冬瓜皮、猪苓、玉米须、盐泽泻疏通水道，使水有出路以利水消肿，为君药。连翘、金银花清热透毒，辟秽化浊，使毒邪有外散之机；苦杏仁、桔梗一宣一降，调畅气机，以求皮病治肺，用此开提肺气之药，以达"提壶揭盖"之效果；侧柏叶炭、白茅根凉血止血，有治血尿之功，共为臣药。醋延胡索行气止痛，合预知子、醋青皮、佛手片、香橼疏肝理气；黄芪、麸炒白术补益气血，祛邪不忘扶正；胆南星、炒僵蚕清热解毒，祛湿散结；忍冬藤通经活血，共为佐药。全方共奏利水消肿、清热利湿透毒之功。复诊以当归、白芍养血和血，取"治风先治血，血行风自灭"之意；炒桑枝、伸筋草以通络止痛；太子参以补脾肺之气；炒酸枣仁、茯神、制远志宁心安神以改善睡眠；杜仲、烫骨碎补、淫羊藿、续断片、金毛狗脊以补益肝肾。

（赵静整理）

附：

吴老在临证中认为系统性红斑狼疮是一种危害人体健康比较严重的全身性疾病。属于一种自身免疫性疾病，其症状表现复杂，常与类风湿、风湿、肾病相混淆，容易造成误诊。

吴老常将其病因病机分析如下。

热毒：从病机十九条"诸痛痒疮，皆属于心"中得到的启发，本病多在头面部有红斑，有痛痒感，而且怕日晒、怕热。有人认为属阳毒发斑，古籍医书中有"蝴蝶丹、马缨丹"等描述。吴老认为该病以热毒炽盛，肝肾阴虚火旺为主，肝主藏血，肾主藏精，精血不足则虚火上炎，又因腠理不密，日光暴晒，两热相搏，热毒入里，瘀阻脉络，内伤脏腑，外阻肌肤而发病。

肾虚：本病临床有肝肾阴虚之象，临床表现为头晕，目眩，耳鸣不已，腰膝酸软，毛发稀枯，甚至出现低血糖休克昏厥史，多与先天禀赋不足，肝肾亏损有关。

血瘀：本病患者有舌质紫暗，疼痛部位固定等表现，本病发热，表现为五心烦热，出现红斑不退，推断此与瘀血有关。

痹证：本病有关节酸痛，肢体麻木，红斑显现等临床表现，与风寒痹证相仿。临床上也有用祛风湿止痛之法来治疗者。

中医药治疗系统性红斑狼疮须在辨证基础上，以滋养先天，调补肝肾为主，方用六味地黄丸、右归丸等；以清营解毒凉血或活血解毒为辅，一般选用牡丹皮、银花、紫草、丹参、五灵脂之类；或以祛风除湿法，方用独活寄生汤为主加减治疗。吴老曾根据以上治则自拟消创散方治疗，从20世纪七八十年代临床创该方以来，一直在其临证中应用。方药有：移山参 10g（另吞），生黄芪 30g，全当归 12g，生地黄 15g，枸杞子 15g，云防风 10g，炙僵蚕 12g，刺蒺藜 12g，紫丹参 12g，炒赤芍 10g，牡丹皮 10g，泽泻 12g，云茯苓 15g，仙鹤草 30g，苍耳子 12g，白花蛇舌草 30g。方中用移山参、黄芪补气，当归、生地黄、枸杞子补血从而达到气血双补、补益肝肾的效果；云防风、炙僵蚕、刺蒺藜平肝息风；紫丹参、牡丹皮、炒赤芍活血凉血，化瘀生新，清热解毒；泽泻、云茯苓渗湿消肿；仙鹤草、白花蛇舌草、苍耳子祛风凉血解毒。

吴老早在 20 世纪 80 年代就使用该思路及方药成功治疗系统性红斑狼疮患者，现简录一病例如下：

患者唐某，女性，51 岁。1977 年因"双手关节红肿酸痛，腕关节以上皮肤成紫绀色，面部有扁平疣"在某医院化验，血沉为 40mm/h，抗"O" 1：500 呈阳性，诊断为风湿，以风湿病治疗无效，后病情加重，出现低热，全身疲乏，毛发枯萎。曾做抗体测定为 1：2560 阳性，血中检出狼疮细胞，诊断为系统性红斑狼疮。兼见肝功能异常，尿化验有管型，住院治疗 2 月余，未见好转，于 1985 年 3 月转至中医科，服用消创散煎剂，在治疗期间停服一切西药，治疗半年后经化验各项指标正常。出院后又坚持服用一段时间中药，日前肝肾功能、心电图、血、尿检测正常，已恢复正常生活。

由上可见，中医对系统性红斑狼疮的疗效是肯定的，吴老自拟消创散治疗该病具有一定的疗效，但尚存服药时间长、药费昂贵、煎剂服用不便等缺点，有待今后进一步改进。

十、硬皮病

患者王某，女性，43岁，2021年1月21日初诊。

主诉：双上肢皮肤变硬，前臂皮纹消失1个月。

现病史：患者1个月前突然发现双上肢前臂皮肤紧绷、肿胀，双侧指尖刺痛，遇寒苍白或发绀，得热则减，患者未予重视及系统诊治，此后症状逐渐加重，出现双上肢前臂及双手皮肤变硬，有蜡样光泽，皮纹消失，皮肤不易被提起，偶有头痛，曾就诊于某院诊断为"系统性硬化症"。食欲尚可，睡眠欠佳，小便调，大便每日3～4次。

检查：患者上肢前臂及双手皮肤变硬，有蜡样光泽，皮纹消失，皮肤不易被提起，伴雷诺现象，双侧指尖苍白、发绀，偶有头痛。

舌象：舌红稍瘀，苔白腻。

脉象：脉弦涩。

西医诊断：系统性硬化症。

中医诊断：皮痹。

中医辨证：邪气滞留，痰浊瘀血互结证。

治法：祛风除湿化痰，通络止痛，调理气血。

处方：

羌活 12g	秦艽 12g	黄芪 30g	炒白术 12g
炒苍术 12g	蚕砂 12g（包煎）	苦杏仁 10g	桔梗 10g
全蝎 12g	蜈蚣 1条	连翘 12g	金银花 30g
地肤子 20g	白鲜皮 20g	石榴皮 12g	茯苓皮 30g

生黄芩 12g　炒僵蚕 15g　　皂角刺 12g　当归 12g

白芍 15g　　赤芍 12g　　　茜草 12g　　炒酸枣仁 15g

茯神 15g　　制远志 12g　　刺蒺藜 15g　醋延胡索 15g

蝉蜕 12g　　土鳖虫 12g　　苍耳子 15g　辛夷花 12g（包煎）

生龙骨 12g　猪苓 15g　　　朝天罐 15g　野菊花 12g

7 剂，水煎服，每日 1 剂

嘱患者注意饮食，治疗期间禁食肥甘厚味、滋腻、辛香温散之品。

2021 年 1 月 28 日二诊，患者诉皮肤紧绷感较前稍好转，睡眠可，偶有头痛，大便次数较前变少（每日 1～3 次），舌淡红，苔白。治疗去羌活、全蝎、生黄芩、皂角刺、茜草、蝉蜕、土鳖虫、猪苓、朝天罐、野菊花，苍术、石榴皮、当归加量。

2021 年 2 月 4 日三诊，患者诉皮肤紧绷感较前好转，蜡样光泽较前稍变暗，四肢关节疼痛，睡眠可，大便每日 1 次，小便调，去蜈蚣、石榴皮，加桑枝 15g，忍冬藤 30g，藁本 12g，伸筋草 15g 舒筋通络止痹痛，患者自诉近日心情欠佳，故加预知子 15g 配合方中醋延胡索疏肝理气。

2021 年 2 月 11 日四诊，患者皮肤较前稍变软，继服上方。

2021 年 2 月 18 日五诊，患者诉皮肤症状较前改善，四肢关节疼痛亦较前改善，夜间汗出，大便次数增多（每日 2～3 次），舌红苔少。治疗去黄芪、炒白术、炒苍术、藁本；加山茱萸 15g，建曲 15g，白扁豆 15g，山药 15g，茯苓 15g，丝瓜络 15g 健脾利湿，收敛止泻，补泻兼施；患者舌红苔少，夜间汗出，加太子参 15g，配合秦艽 12g 敛阴止汗。再加橘核 15g 理气。

其后患者多次复诊，均在前方上稍做调整，以补益气血，维持阴阳平衡，调畅气机为主。1 年后复诊患者皮肤较前明显变软、光滑。

【按语】西医学认为硬皮病是一种以局灶性或弥漫性皮肤变硬和增厚为特征、也可影响血管和内脏（包括心、肺、肾和消化道等）的一种结缔组织疾病。硬皮病属中医"痹病"范畴。据感邪季节、病位不同，可为皮痹、肌痹、脉痹、筋痹、骨痹五体痹。在《素问·痹论》描述"以秋遇此者为皮痹""皮痹不已，复感于邪，内舍于肺"，痹病为秋季感邪后，邪气存于皮肤肌腠之间，如不及时治疗，再次感外邪后，则肺受累。《素问·痹论》曰："痹，其时有死者，或疼久者，或易已者，其故何也？岐伯曰：其入脏者死，其留连筋骨间者疼久。其留皮肤间者，易已。""其不痛不仁者，病久入深，荣卫之行涩，经络时疏，故不痛。皮肤不营，故为不仁。"皮痹由于感受风寒湿之邪，皮肤不营，邪入于阴，留于皮肉腠理之间而引起，临床见皮肤不仁，指端脉络苍白、发绀，其发病的基础为皮肤不营，正虚感邪，初起易治，久不治则加剧，重则死。在治疗方面，张景岳在《景岳全书》中就提出过治痹之法，最宜峻补真阴，使血气流行，则寒邪随去，若过用风湿痰滞等药而再伤阴气，必反增其病矣。《三因极一病证方论》中记载："在皮则寒，逢寒则急，逢热则纵。""附子汤治疗治风湿寒痹，骨节疼痛，皮肤不仁，肌肉重着，四肢缓纵。"可用附子（生去皮脐）、白芍药、桂心、甘草、白茯苓、人参（各三分），白术（一两）为锉散服，认为皮痹的治疗应温阳扶正。而《临证指南医案》中指出，风寒湿为痹，尽属外邪者，不宜使用人参等温补之药，恐有留邪之患。综上所述，可见痹病因感邪不同，治法亦异。

中医认为皮痹病因为感受风寒湿之邪，皮肤不营，外邪侵袭，正气亏虚，邪留肌表，导致气机失调，经络失和，影响气血精津运行输布，故见血瘀，痰浊，外邪与血瘀、痰浊互结，留滞肌表。就本例患者而言，病发始于1年前，突然出现双上肢前臂皮肤紧绷，双侧指尖刺痛，遇寒苍白或发绀，得热则减。吴老在治疗皮肤病上有其独到的见解，认为感受外邪是皮痹发病的重要诱因，该病的发病为风寒湿三气杂合而致，患者素体偏虚，邪气蕴于肌肤腠理之间，阻滞气机，气血津液运行不畅，痰浊瘀血互结，故而发病。治疗应以祛风除湿化痰、通络止痛为主，辅以调理气血。方中地肤子、白鲜皮相配伍，有清热燥湿、祛风解毒之意；野菊花、金银花、连翘清热解毒；羌活、秦艽祛风除湿，止痹痛；茜草化瘀通经；刺蒺藜、炒僵蚕、土鳖虫、蝉蜕、蜈蚣、全蝎活血祛风，息风通络止痛；蚕砂祛风除湿，活血通经，《本草纲目》记载其可治疗皮肤顽痹；皂角刺拔毒祛风；赤芍活血祛瘀止痛，能行血中之滞；炒苍术燥湿化痰；猪苓利水渗湿；生黄芩清热燥湿；苦杏仁、桔梗、醋延胡索调理气机，且取"肺主皮毛"之意。患者头痛，故方中配伍苍耳子、辛夷，既可发散风寒，又可治疗头痛；大便次数增多，故加石榴皮涩肠止泻，茯苓皮利水，取利小便以实大便之功，朝天罐味酸涩，有收涩之功，用于涩肠止泻；黄芪、炒白术、当归、白芍补益气血，助气血运行；炒酸枣仁、茯神、制远志、生龙骨养血重镇安神，调理阴阳。诸药合用，共同达到祛外邪、扶正气、调理阴阳的功效。

本例患者病程长，病位深，由皮肤入肌肉、气血、阴阳，故在治疗上初期以祛风除邪为主；中期重视安神、补益气血；后期则调补阴阳，取阴平阳秘，精神乃至，正盛则邪去之义。

（高雪琴整理）

十一、格林－巴利综合征

患者张某，男性，49 岁，2021 年 11 月 10 日初诊。

主诉：双下肢无力伴皮疹 2 月余。

现病史：患者 2 个月前突然发现双下肢行走无力且膝关节以下散在分布红色皮疹，伴瘙痒，皮疹未高出皮肤，按之不褪色，患者未予重视及系统诊治，后红色皮疹逐渐增多，遂就诊于贵州医科大学附属医院行相关检查后明确诊断为格林－巴利综合征，予"糖皮质激素"抗炎止痛 10 余天后症状未见明显好转，后经人介绍就诊于吴老处。就诊时患者双下肢膝关节以下散在红色皮疹，瘙痒，皮疹未高出皮肤，按之不褪色，腰骶部、双下肢疼痛无力，上下楼梯时活动受限，伴头痛。饮食尚可，睡眠欠佳，二便调。

检查：双下肢膝关节以下可见散在红色皮疹，伴瘙痒，皮疹未高出皮肤，按之不褪色，双下肢无力，上下楼梯时活动受限，伴头痛。

舌象：舌红，苔黄。

脉象：脉濡数。

西医诊断：格林-巴利综合征。

中医诊断：痿病。

中医辨证：肺热津伤，脾胃亏虚证。

治法：清热解毒，补气养血，顾护脾胃。

处方：

忍冬藤 30g	炒桑枝 15g	丝瓜络 15g	伸筋草 15g
蚕砂 15g（包煎）	醋延胡索 15g	醋青皮 12g	炒僵蚕 15g
全蝎 15g	蜈蚣 1 条	黄芪 30g	炒白术 12g
当归 15g	炒白芍 15g	赤芍 15g	杜仲 15g
烫骨碎补 15g	续断 15g	淫羊藿 15g	虎杖 15g
炒酸枣仁 15g	茯神 15g	制远志 12g	苦杏仁 10g
桔梗 10g	连翘 12g	金银花 30g	青礞石 15g
苍耳子 15g	辛夷 12g（包煎）	地龙 12g	胆南星 12g
天竺黄 12g	桑寄生 15g	青风藤 15g	醋鳖甲 30g
竹茹 15g			

7 剂，水煎服，每日 1 剂

2021 年 11 月 17 日二诊，上方服 7 剂后，患者诉腰骶部、双下肢疼痛消失，皮疹增多、疹处皮肤瘙痒，睡眠仍欠佳，治疗去忍冬藤、炒桑枝、伸筋草、蚕砂、杜仲、烫骨碎补、续断、淫羊藿、桑寄生、醋延胡索、醋青皮。加地肤子 15g，白鲜皮 15g，茯苓皮 30g 清热解毒止痒。

2021年11月24日三诊，更方服7剂后，患者双下肢皮疹消退，瘙痒情况明显改善，双下肢疼痛无力，活动稍受限，午后大腿肌肉酸痛，睡眠尚可，夜寐梦多，舌红无苔，有裂纹，脉细数。治疗去茯苓皮，加忍冬藤30g，炒桑枝15g，伸筋草15g，蚕砂15g（包煎），醋延胡索15g，杜仲15g，烫骨碎补15g，续断15g，伸筋草15g补肾强骨，止痹痛；患者夜寐梦多，加生龙骨15g重镇安神。

1周后复诊诉症状较前明显好转，皮疹消退，肢体无力症状较前明显好转，续上方20剂。后随访半年，患者已经可以正常活动，身体无明显不适。

【按语】格林-巴利综合征是一种由免疫介导的神经病变，主要损坏神经根、神经节和周围神经，也有脑神经及自主神经功能损害。其病理机制主要是T淋巴细胞增多，巨噬细胞浸润，自身免疫性抗体可识别并结合周围神经髓鞘或轴索上的抗原，补体沉积和膜攻击复合物形成导致周围神经损伤，可由病毒、细菌等感染后出现。本病属中医"痿病"范畴，《素问·痿论》中论述了五脏使人痿的理论及痿躄脉痿、筋痿、肉痿、骨痿的病因病机，认为痿病的发生与阳明有密切关联，并提出"治痿独取阳明"的经典治法，后世医家治痿也多据此法。《素问·生气通天论》指出痿病的病因与湿热相关。张子和在《儒门事亲》中指出"弱而不用者为痿""痿者，必火乘金""总因肺受火热，叶焦之故，相传于四脏，痿病成矣"，总结痿病的病因病机为感受火热之邪，肺叶焦，传至其余脏腑，强调火热在痿病病因中的重要性。《三因极一病证方论》中提出五脏热盛，脏气不足发而为痿的理论，在治疗上应"补虚劳、强五脏、除烦养真、退邪热、顺血脉、缓中、安和神志、润泽容色"，首次提出在清热养真的过程中应安神缓中，顾护正气。张景岳在《景岳全书》中指出，在痿病的治疗中应"当酌寒热之深浅，审虚实之"，在治疗中最忌散表，亦恐伤阴也，也指出治疗过程中应清淡饮食。《丹溪心法》及《类证治裁》则提出瘀血也可致痿之论。《医林改错》在治疗上填补了从血瘀论治的空白，首次使用黄芪五物汤治疗气虚血瘀型痿病。

吴老认为除五脏热、脏气不足之外，风邪侵袭成痹，久不治或治不愈，亦发而为痿，在治疗痿病方面强调清热祛邪扶正，清热指清五脏热，其中清肺热为主，祛邪是在清热的基础上祛风通络，扶正则取《黄帝内经》"治痿独取阳明"丹溪"泻南方、补北方"之意，提出顾护脾胃、补肾清热之法，结合脏腑气血亏虚，加用补血活血的药物，同时强调气机通畅，形成自己独特的治疗大法。吴老惯用连翘、金银花、苦杏仁、桔梗清肺热。竹茹清肺胃火；天竺黄清心肝之火；鳖甲清虚火；杏仁、桔梗除清热外更有调畅气机之功，二药均入肺经，吴老用此常作舟楫之药。蜈蚣、全蝎、僵蚕、胆南星、地龙祛风通络，舌红无苔时不宜用蜈蚣通络，恐化热动血。在扶正方面，首用怀山药、炒白扁豆顾护脾胃；其次用炒酸枣仁、茯神、制远志、合欢皮等安神；更加黄芪、白术补气，黄芪还兼顾拔毒之功；最后用杜仲、骨碎补、续断、淫羊藿、桑寄生等补肾强骨；邪毒郁于皮肤，加地肤子、白鲜皮清热燥湿，祛风解毒；皮肤瘙痒，加茯苓皮、猪苓利水渗湿、止痒；若舌苔白腻，加苍术、法半夏燥湿。

　　就本例而言，患者发病时间较长，结合中医望、闻、问、切四诊结果，考虑患者为久病脾胃亏虚，五脏热仍留，故立清热解毒、补气养血、顾护脾胃、安神为法。治用地肤子、白鲜皮清热解毒，茯苓皮利水渗湿止痒；连翘、金银花清热解毒；苦杏仁、桔梗清肺热，调畅气机；竹茹清肺胃火，天竺黄清心肝之火，醋鳖甲清虚火；醋延胡索、醋青皮疏肝理气；黄芪、炒白术、当归、炒白芍、赤芍补气养血活血，黄芪、炒白术更有养脾胃之功；僵蚕、全蝎、蜈蚣、地龙、祛风通络；胆南星清肝肺之火，兼息风之意；杜仲、烫骨碎补、续断、淫羊藿、桑寄生补肾强骨；炒酸枣仁、茯神、制远志、青礞石安神；患者兼有关节疼痛，故加忍冬藤、炒桑枝、丝瓜络、伸筋草、蚕砂、青风藤祛风通络，止痹痛；兼有头痛，加苍耳子、辛夷通经止痛；患者有皮疹，但因前期使用糖皮质激素治疗，故本次诊疗加用虎杖、茯苓皮清热解毒。方证对应，故能药到病除。

（高雪琴整理）

十二、面瘫

　　患者戴某，女性，61岁，2021年6月25日初诊。

　　主诉：右侧面部口眼歪斜2个月。

　　现病史：患者2个月前因受凉后出现右侧面部肌肉瘫痪，于外院经抗炎、营养神经及针灸等治疗（具体治疗方案不详）后部分好转，对疗效不满意，故特请吴老诊治。

检查：额纹明显变浅，抬额蹙眉不能，眼睑闭合不全，露白约 5mm，迎风流泪，鼻唇沟消失，示齿不全，颊齿间夹食，漱口漏水，味觉减退，右耳后疼痛，头痛。精神饮食可，睡眠差，口干，小便正常，大便干，2～3 日一行。

舌象：舌暗红少津。

脉象：脉细数。

西医诊断：周围性面神经炎。

中医诊断：面瘫。

中医辨证：阴虚风动。

治法：养阴祛风。

处方：

炒茺蔚子 15g	全蝎 15g	蜈蚣 1 条	刺蒺藜 15g
木贼 15g	炒酸枣仁 15g	川牛膝 15g	炒火麻仁 5g
苦杏仁 10g	桔梗 10g	秦艽 12g	炒僵蚕 15g
丝瓜络 15g	石斛 15g	青葙子 15g	蔓荆子 15g
地龙 10g	当归 15g	制远志 12g	谷精草 20g
葳蕤 20g	芦根 20g	预知子 15g	醋延胡索 15g

7 剂，水煎服，每日 1 剂

2021 年 7 月 1 日二诊，患者额纹、鼻唇沟较前恢复，可稍抬额蹙眉，眼睑闭合不全，露白约 3mm，迎风流泪、示齿不全、颊齿间夹食、漱口漏水、味觉减退、右耳后疼痛等症好转。睡眠差、大便干较前改善。效不更方，原方再服 7 剂。

2021 年 7 月 8 日三诊，患者额纹、鼻唇沟较前进一步恢复，抬额蹙眉尚可，眼睑闭合尚可，无明显露白，迎风流泪、示齿不全、颊齿间夹食、漱口漏水、味觉减退、右耳后疼痛进一步好转。睡眠改善，大便尚可。将原方中全蝎减为 10g，去炒酸枣仁、炒火麻仁。

2021 年 7 月 15 日四诊，患者额纹、鼻唇沟明显恢复，抬额蹙眉可，眼睑闭合可，无露白，迎风流泪、漱口漏水、右耳后疼痛消失，颊齿间夹食、示齿不全、味觉减退明显好转。睡眠大好，大便正常。原方减去全蝎、蜈蚣、制远志。嘱其继续服用一周巩固疗效，注意饮食及作息。

1 个月后患者特来门诊致谢，上述症状已基本消失。

【按语】周围性面瘫，是神经内科的常见及多发疾病，男女比例约为 1∶1，任何年龄均可发病，多以单侧发病为主，很少有双侧同时发病者。其临床症状主要表现为面部肌肉不对称，单侧面部所有肌肉瘫痪，即口角下垂并向健侧偏斜，鼻唇沟变浅，蹙额、皱眉、闭眼不能，鼓腮时漏气，进食时液体易从口角外流，食物易嵌塞在齿颊的间隙之中，可伴有耳后疼痛、舌前 2/3 味觉减退或消失等。

目前周围性面瘫的发病机制尚未明确，常与疲劳、寒冷、流感、口腔疾病、咽病、外伤、手术等有关。病毒引起非化脓性炎症，该部位支配面神经的供血血管发生痉挛后血管收缩，引起血液供应减少，从而出现面部局部组织缺血，进而引起水肿情况，或者由于周围局部的器官及组织出现水肿而导致面神经管内腔隙变窄，从而压迫面神经，使面神经营养供应障碍而出现神经营养缺乏，使面神经失去对面部肌肉的支配。周围性面瘫的总体预后良好，但有些患者因早期失于治疗或自身病情复杂，最终导致口眼歪斜不能完全恢复。

治疗上，中医讲究辨证施治，灵活用药。如有外感表现者先清外感，无外感者可用牵正散，但亦不可盲目使用牵正散，如该患者辨证为阴虚风动，当忌用附子大热之品。方中石斛、芦根、葳蕤清热养阴；全蝎、蜈蚣、炒僵蚕、地龙搜剔伏匿之邪以祛风化痰止痛；刺蒺藜、丝瓜络、木贼、青葙子、炒茺蔚子、谷精草以清热疏风，清肝明目；秦艽专走上焦以祛风通络；预知子、醋延胡索疏肝理气，配合苦杏仁、桔梗以通利全身气机；川牛膝、当归养血和血以祛风，取"治风先治血，血行风自灭"之义；炒酸枣仁、制远志养血安神以祛风。

辛温解表常以藁本、羌活、苍耳、辛夷为主；辛凉解表常以大力子、蝉蜕为主；清热常以连翘、金银花、前胡、丝瓜络为主。寒重者加白附子1g；夹瘀者加茜草、丹参；水肿者加蜈蚣、蚕砂；眼睑闭合不全者加谷精草、茺蔚子、木贼、刺蒺藜、青葙子；失眠者加炒酸枣仁、远志、茯神；耳鸣者加菟丝子、茯苓皮、磁石、蝉蜕；头痛者加川芎、藁本、蔓荆子，颠顶痛加吴茱萸3g，两颞痛加薄荷12g；苔厚者加法半夏、陈皮、石菖蒲。以上效果不佳时可加用全蝎、蜈蚣、地龙、僵蚕、胆南星、石菖蒲。时值春夏秋冬季节不同，可分别加不同引经药，春季加菊花、桑叶；夏季加薄荷、香薷；秋季加桑叶；冬季加羌活、附片。

单方：黄鳝血或麝香涂于患侧面部以祛风除痰。

（魏霞霞整理）

十三、舞蹈病

患者王某，女性，12 岁，2005 年 2 月 10 日初诊。

主诉：四肢不自主活动 6 月余。

现病史：患者家长 6 个月前发现患儿双上肢、双下肢不自主活动，手舞足蹈，仅在睡眠时四肢不动，影响日常生活学习，口渴不欲饮，神志清楚、问答清晰，无精神异常行为，外院诊为"舞蹈病"，服用药物约 2 个月后症状未见缓解，今特来请吴老诊治。

检查：可见四肢明显不自主活动，生活极度不便，已不能正常入校学习，精神、睡眠欠佳，饮食尚可，二便调。

舌象：舌体较小，质红无苔。

脉象：脉洪而数。

西医诊断：舞蹈病（亨廷顿舞蹈症）。

中医诊断：颤证。

中医辨证：风邪阻络，痰浊内蕴。

治法：祛风化痰，通络止痉。

处方：

全蝎 6g	蜈蚣 1 条	当归 15g	生地黄 10g
石斛 12g	炒酸枣仁 10g	天竺黄 10g	茯神 10g
青礞石 10g			

5 剂，水煎服，每日 1 剂

嘱患者忌寒凉、辛辣之物，调整生活作息，监护人不得恐吓患儿，尽力营造轻松愉悦的生活氛围。

2005年2月15日二诊，患儿手舞足蹈动作有所缓解，不自主活动情况改善，用药期间家长陪同患儿尽量完成日常活动，治疗加龙眼肉10g补益精血，钩藤止痉，继服5剂。

2005年2月22日三诊，观察患儿静息状态下可尽力自主控制四肢活动，与人交流时手舞足蹈动作明显减少，无口渴，前方去石斛，继服7剂，随后门诊定期复诊。

10个月后患儿及家属特意前来门诊看望吴老，门诊见患儿无任何异常动作，能与旁人正常交流，家属诉三诊后患儿已基本好转，维持该状态已半年有余。

【按语】舞蹈病又名亨廷顿舞蹈症，是一种单基因常染色体显性遗传病，其脑变性部位较为广泛，尾状核的萎缩尤为明显，是比较罕见的一种特发性神经病变，表现为肢体、面部不自主运动，表情怪异，挤眉弄眼，注意力分散，孩童学习成绩下降，肢体动作笨拙，且部分患者多有情绪不稳定、易激动等，西医主要以对症治疗、改善生活状态等为主，严重者治疗效果差，甚至死亡。

中医该病认为属"颤证""风病""痉病""痉挛""瘛疭""振掉"等范畴。如《素问·至真要大论》云："诸风掉眩，皆属于肝。""诸暴强直，皆属于风。"《素问·五常政大论》如"其病动摇""掉眩颠疾""掉振鼓栗"，指出本病的症候以手足面部不自主运动为主要特点。《灵枢·海论》云："脑为髓之海……髓海不足，则脑转耳鸣，胫酸眩冒，目无所见，懈怠安卧。"也有该病的临床症状表现。明代张景岳在《景岳全书·痉证》中云："凡属阴虚血少之辈，不能养营筋脉，以致搐挛僵仆者，皆是此证。"阴血虚少，经脉失养是本病发生的基础条件。《金匮要略方论本义·痉病总论》云："脉者，人之正气正血所行之道路也，杂错乎邪风、邪湿、邪寒，则脉行之道路必阻塞壅滞，而拘急挛缩之证见矣。"认为外感风寒、风湿之邪，湿郁化热，留滞壅塞经络，气血运行不畅，筋肉失于濡养而发拘急，乃发病之外邪侵袭。明代医家孙一奎在《赤水玄珠》中指出，"颤振者，人病手足摇动，如抖擞之状，筋脉约束不住，而莫能任持，风之象也"，颤振"乃木火上盛，肾阴不充，下虚上实，实为痰火，虚则肾亏"，认为本病病机为上实下虚。治疗上，《素问·六节藏象论》云，"肝者，罢极之本，其华在爪，其充在筋"，肢体不自主活动与肝脏相关。从多部著作、多篇文献中均提到"颤证"的病证，阐述了肢体摇摆不定，筋脉拘挛，手足抽动，不得屈伸等，皆为风象。痰邪泛溢四肢、肢体受邪，津血不达四肢濡养，经脉循行阻滞，肌肉失于濡润，发为颤动。

　　"舞蹈病"临床相对少见，本例患者主要以"四肢不自主活动"为主症，其病机主要在于肝风内生，阻滞经络，痰浊内生，蕴结于脏。风性善行数变，其性开泄，风邪入络表现为肢体抽搐、眩晕、震颤等症；风为百病之长，裹夹痰邪流于四肢，痰浊停滞不行，阻于经络。治以祛风化痰，通络止痉立法，方中全蝎直入肝经，息内风止痉。吴老平素善用虫类药物治疗风类疾病，尤以全蝎治疗小儿病证尤多，以解肢体痉挛。关于全蝎，《本草纲目》中有相关记载：治疗小儿惊痫风搐，薄荷包炙研服；胎惊天吊，入朱砂、麝香，或丸服；风痫及慢惊，用石榴过末服；慢惊，同白术、麻黄末服；脐风，同麝香服。蜈蚣同入肝经为之用，祛风通络以止痉，《本草从新》言其善走能散，《本草纲目》载其能治小儿惊痫风搐、脐风口噤等。二味药合用，尽祛风、活络、止痉之功。当归、生地黄益阴血，从阴入病所、祛病邪，生地黄生津，当归活血、肢体肌肉得津液充养。石斛生津止渴，同时濡养四肢。炒酸枣仁、茯神安神助眠，使阳入阴分。天竺黄、青礞石化痰，祛邪外出，其中青礞石还可坠痰。诸药合用，治风解痉。需注意的是虫类药物运用，一人一方，病证不同，用量不同，切不可随用。

（卢云整理）

第八节　儿科病证

一、小儿畏秽

患儿徐某，4 岁，男性，2013 年 3 月 11 日初诊。

主诉：习惯性玩弄生殖器半年余。

现病史：其父母代诉病史：半年前发现患儿出现习惯性玩弄生殖器，其父母经商（开超市），小孩因此常与父母在同一时间休息，也一同长期晚睡，夜间不寐。患儿平日不欲饮食，性格孤僻，不喜与同龄人玩闹。

检查：就诊时精神萎靡，体型瘦小，沉默寡言，纳眠差，二便可。

舌象：舌质淡，苔白厚腻。

脉象：脉滑。

西医诊断：行为异常。

中医诊断：小儿畏秽。

中医辨证：痰湿蒙窍证。

治法：燥湿化痰开窍，兼补益气血。方以礞石滚痰丸合八珍汤加减。

处方：

青礞石 10g	黄柏 6g	茯神 12g	太子参 12g
法半夏 6g	九节菖蒲 6g	苦杏仁 8g	桔梗 8g
钩藤 12g	蝉蜕 8g	当归 12g	炒白芍 12g
辛夷花 6g（包煎）	炒苍耳子 10g	炒僵蚕 12g	炒蒺藜 10g
炒酸枣仁 12g	制远志 8g	黄芪 30g	炒白术 10g
建曲 12g	炒麦芽 12g	猪苓 8g	

7 剂，水煎服，每日一剂

嘱咐患儿父母协调工作时间，要让患儿每晚 7 点半上床睡觉，多引导患儿和同龄人进行交流。

上方使用 2 个月后，患儿睡眠状况和精神状态基本恢复至正常情况，饮食正常。

【按语】 小儿畏秽，该病名是由吴老临床观察并治疗后所提出的病名，临床主要表现为小儿喜欢玩弄自身生殖器等不符合社会正常认知的事情，性格沉默、孤僻，体型瘦小，饮食状况差，睡眠质量差，或伴有夜尿（1～2 次 / 周）。在西医学中符合"抑郁症""焦虑症""失眠症"的表现。中医认为本病病机是痰蒙神窍，气血失调，因小儿脏器娇嫩，脾胃不足，因而易受邪致脾胃虚损，内生痰湿；此外小儿睡眠需求与成人有异，需要早睡早起，长期晚睡，易导致小儿心神不能自安，痰湿等邪乘虚而入，蒙蔽心窍。因此，在治疗上采用调理脾胃，渗湿安神，去痰开窍的方法，扶正祛邪，使邪去正复。方中以青礞石、法半夏、九节菖蒲、炒僵蚕化痰开窍；炒酸枣仁、茯神、制远志以宁心安神；刺蒺藜、钩藤、蝉蜕三者可平肝息风，以助炒酸枣仁、茯神、制远志安神之功，此外现代药理学证实，蝉蜕含有褪黑素，具有安眠功效；当归、炒白芍滋阴养血；黄芪、炒白术、建曲、炒麦芽健脾益气，和胃消食；苦杏仁、桔梗宣肃肺气，使气机通畅，助心行血；辛夷花、炒苍耳子合用助苦杏仁、桔梗通畅气机，与猪苓合用以改善免疫力；太子参益气养阴，可制约辛夷花、炒苍耳子温燥之性；黄柏清下焦湿热、止痒。全方共奏燥湿化痰开窍、调畅气血之功。

（焦德强整理）

二、小儿多动症

患儿李某，男性，10岁，1990年10月10日初诊。

主诉：注意力不集中、多动行为2年余。

现病史：患儿家长代诉2年前患者出现注意力不集中，日常好动，日间兴奋，夜间晚睡（患儿家长代诉通常于凌晨0点后入睡）且入睡时间短、记忆力下降，上课时发出异常叫声，学习成绩下降，入学后不能遵守课堂规定，扰乱课堂秩序，情况呈持续性加重，患儿家长此前均未重视，目前已无法正常上课学习。此次就诊于诊室中不能正常安坐配合诊治，四处活动、精力旺盛，饮食欠佳，睡眠差，夜尿 3～5 次，大便正常。

检查：患儿基础体格检查无特殊。

舌象：舌体瘦小，舌质淡，苔薄。

脉象：脉细数。

西医诊断：小儿多动症。

中医诊断：惊风。

中医辨证：脾虚痰浊，心血不足。

治法：养心安神，化痰健脾。

处方：

青礞石 10g	胆南星 10g	炒酸枣仁 10g	桑椹子 10g
炒僵蚕 6g	苦杏仁 6g	桔梗 6g	天竺黄 6g
川牛膝 6g	生龙骨 6g	怀山药 10g	炒白扁豆 10g

5 剂，水煎服，每日 1 剂，分 3 次服

嘱患者注意饮食，治疗期间禁甜食辛辣、肥厚滋腻、温燥之物，告知家长引导患儿每晚需于 9 点左右入睡。

五日后复诊，患儿家长代诉患儿睡眠情况改善，饮食量较前增多，注意力不集中症状有所缓解，能配合成人正常询问，仍有明显多动行为。治予前方加茯苓 15g，薏苡仁 12g 健脾运脾以祛痰，益智仁 15g 益智安神，覆盆子 15g 固精缩尿，熟地益肾。7 剂，煎服法同前。

1990 年 10 月 23 日三诊，患儿可于诊室中安静坐位，配合医生问诊，家长代诉日间可正常阅读书籍、独自无间断完成

正常饮食，每晚9点无须督促自行入睡，夜尿1次。

此后患者多次复诊，均在前方基础上根据就诊时症状调整药物，3个月后患儿正常返校学习。

【按语】小儿多动症又称注意缺陷多动障碍，是一种儿童常见性疾病，尤其处于学龄期儿童，本病男孩发病率通常高于女孩。这类孩童的智力无先天缺陷，主要表现为注意力不集中、多动行为，严重者甚至有多种冲动行为，学习成绩普遍较差，影响生长发育等，日常基本生活不能正常独立自主完成，入学后不能正常参与课堂学习、活动，与同学相处困难，严重影响患儿的日常生活和学习。

中医学认为该病属于"惊风""小儿神志病"范畴，多因先天不足、后天因素、产伤、饮食不当或外伤、疾病等因素导致，而非单一病机病理所致，相比于大多数中医疾病而言，目前未发现我国传统医学对此病的明确相关针对性记载，有部分典籍认为该病与人体之阴阳、五脏、基础情志精神活动等具有相对紧密的联系，钱乙《小儿药证直诀》记载小儿生理病理特点其一为"脏腑柔弱，易虚易实，易寒易热"，其中心主神明、心藏神，主精神、情志、意识、思维等活动，而最为基础的先天之本为肾，后天之本为脾，古有《黄帝内经》认为肾藏精，主骨生髓，脑为元神之府，又为髓海，脾主升清，主统血，在志为思，先后天共同维护机体之正常运行，阴阳交汇，阳性主动，阴性主静，阴阳相互转化，反映为机体动静协调、统率人体基础生理活动。《素问·生气通天论》有记载："阴平阳秘，精神乃治，阴阳离决，精气乃绝。"以求其统一，取得阴阳之间的相对动态平衡。《素问·阴阳应象大论》认为阴静阳躁,若机体阴阳妄动,动不以制静,静不以制动,阴阳平衡,则发为本病,机体阴阳、动静变化的失调是发病的根本。

该病案中患儿注意力不集中、多动行为等,结合患者舌脉证,属于中医"惊风""小儿神志病"的诊治范围,吴老认为小儿稚阴稚阳之体,从机体阴阳、五脏理论而言,心、脾、肾为之主要,脾主升清降浊,清阳不升,髓海之精不足,头窍、脑络失于濡养,则注意力不集中,四肢百骸肌肉不得津液滋养,且脑髓充养不足,肢体、筋脉不得水谷精微濡润,则兴奋好动,心为神明之官,心主血、主脉受邪之影响,则神志失于安定,情志不能内守。治以养心安神,化痰健脾,方中青礞石祛痰开窍,镇惊醒神;胆南星化痰,镇惊定痫,《本草正》《本草汇言》均有提及胆南星可治小儿惊风;炒酸枣仁宁心安神,《本草汇言》记载其可敛气安神,荣筋养髓,和胃运脾,而《本草再新》载入酸枣仁有益志定、聪耳明目之效;桑椹子补血生髓安神,与酸枣仁共入心经、行养心、益智安神之效;炒僵蚕活血通络镇惊,虫类药为入络之要药,可循经入络、以促血行;苦杏仁、桔梗归肺经,以其宣肺理气之用,行化痰之法,助脾运化水液;天竺黄化痰定惊,配伍苦杏仁、桔梗以增化痰功效,名家缪希雍认为"天竺黄,气微寒而性亦稍缓,故为小儿家要药"等;川牛膝活血祛风,引血下行,滋养四肢百骸;龙骨性味甘平、重镇沉降之性,《神农本草经》言龙骨可治"小儿热气惊痫",《药性论》《本草纲目》载其有"逐邪气,安心神,益肾镇惊"之效;怀山药、炒扁豆为经典之药对,怀山药可补脾养胃，生津益肺，补肾涩精，解小儿之脾胃之病，《本草纲目》中载白扁豆能补五脏，《滇南本草》谓之能治脾胃虚弱、小儿疳疾，两药相使可健脾化痰。本方从中医整体观辨证论治而成，追阴阳平调之本，此后复诊均循上法，随患儿症状加减更方，终解患儿病证。

（卢云整理）

第九节　妇科病证

一、月经后期

患者赵某，女性，37 岁，2023 年 2 月 28 日初诊。

主诉：停经 2 个月。

现病史：近两个月以来，患者因工作原因，作息失常，常感心烦易躁，头痛，两胁胀痛，乳房胀痛，末次月经 2022 年 12 月 1 日，今为求中医治疗，特来就诊。

检查：平素喜食冷饮，经行少腹胀痛，月经量少色紫暗，带下可，大小便正常。

舌象：舌质紫，苔薄。

脉象：脉沉弦。

西医诊断：月经失调。

中医诊断：月经后期。

中医辨证：气滞血瘀证。

治法：疏肝理气，活血化瘀。

处方：

凌霄花 15g	益母草 15g	当归 15g	炒白芍 15g
赤芍 12g	茜草 15g	醋香附 12g	台乌药 15g
桃仁 10g	红花 5g	预知子 15g	醋延胡索 15g
醋青皮 12g	佛手 12g	香橼 12g	鸡血藤 15g
丹参 12g	合欢皮 15g	醋五灵脂 15g（包煎）	

共 7 剂，每日 1 剂，浓煎，饭后温服 3 次

2023 年 3 月 10 日二诊，上方服用后，两胁胀痛症状减轻，仍感心烦急躁，月经仍未行，舌暗，苔白腻，脉弦涩。上方去醋青皮、佛手、香橼，加川芎 12g，煅牡蛎 15g，煅瓦楞子 15g，土鳖虫 15g，法半夏 12g，杜仲 15g，续断 15g，炒石菖蒲 12g。继服 5 剂。

2023 年 3 月 16 日三诊，患者诉月经于 3 月 13 日已来，胁肋胀痛明显减轻，小腹轻微疼痛，舌淡，苔薄白。上方去炒石菖蒲、法半夏，继续服用 5 剂。

后电话回访，患者诉月经逐渐规律，经期症状减轻，嘱慎起居。

【按语】月经后期的发病机制有虚有实，临床上以虚证或虚中夹实为多。虚者多因脾虚化源不足或肾气不足，导致精血不足，血海难满；实者多因寒凝、气滞、血瘀、痰湿等邪气阻滞冲任，经血不得畅行。纵观本案，患者因情绪不畅，肝郁气滞，郁伤肝脾，气血不能循正道下注于血海为月水，反随肝经上逆，故月经不行，两胁胀痛；平素患者喜食冷饮，寒凝血

瘀，导致血行不畅，甚则不通。治宜疏肝理气，活血化瘀，方以桃红四物汤加减。方中赤芍、当归养血活血，调经止痛；醋青皮、炒白芍疏肝养肝，缓急止痛；合欢皮解郁安神；醋延胡索、预知子、香橼、佛手、台乌药加强理气止痛之功；醋香附理气行血，调经止痛；茜草、凌霄花、丹参活血调经止痛兼清热；鸡血藤、桃仁、红花、醋五灵脂、益母草理气活血止痛。二诊以补肝肾，活血调经止痛为主，前方加川芎养血活血；煅牡蛎、煅瓦楞子、土鳖虫以增强活血化瘀止痛之功；杜仲、续断补益肝肾；法半夏、炒石菖蒲祛湿化痰。三诊根据其舌脉去石菖蒲、法半夏继续服用。药证对应，故此后患者月经逐步规律，治疗取得了不错的效果。

（陈军娅整理）

二、月经过少

高某，女性，41 岁，2022 年 11 月 18 日初诊。

主诉：月经量少 7 月余。

现病史：患者 7 个多月前无明显诱因出现月经经期短，仅有 2 天，量少，伴有咖啡色血凝块，未予系统诊治，今为求中医治疗，特来吴老处就诊。末次月经 2022 年 11 月 11 日。

检查：现经期短，经量少，2 天净，色暗，经行少腹周期性疼痛，痛引腰骶，伴小腹坠胀，乏力，头晕，精神欠佳，情志不畅，纳可，眠差，带下正常，大小便正常。面色晦暗，暗斑少许。

舌象：舌质紫暗，苔白腻。

脉象：脉沉缓兼涩。

西医诊断：月经失调。

中医诊断：月经过少。

中医辨证：肾虚血瘀证。

治法：补肾健脾，理血调经，兼疏肝理气。

处方：

炒酸枣仁 15g　　制远志 12g　　茯神 15g　　当归 15g

炒白芍 15g　　益母草 15g　　赤芍 15g　　醋延胡索 15g

预知子 20g　　生龙骨 15g　　枸杞子 12g　　黄芪 50g

炒白术 12g　　杜仲 15g　　续断 15g　　沙苑子 20g

醋香附 15g　　茜草 12g　　桃仁 12g　　红花 6g

川牛膝 12g。

共 7 剂，每日 1 剂，浓煎，温服 3 次

嘱患者忌食生冷刺激之品，调整心态，保持乐观。

2022 年 11 月 25 日二诊，上方服用后，患者睡眠明显好转，诉月经将至，舌淡暗，苔薄白，脉沉。上方加鸡血藤 15g，土鳖虫 15g，五灵脂 12g（包煎），凌霄花 15g，煅瓦楞子 15g，川芎 10g，增强活血化瘀调经之功，继续服用 7 剂。

2022 年 12 月 2 日三诊，服药后，患者 11 月 28 日月经来潮，经行 4 日，经量中等，色鲜红，有少量血块，腰膝酸软均有改善。肾虚得补，气血得充，血海满溢，故经量转为中等量，前期治疗显效。嘱患者继续前方服用。

【按语】月经病是妇科临床常见病、多发病，是以月经的期、量、色、质异常为主症的一类疾病。其主要病因有外邪侵

袭、情志因素、生活因素、体质因素，主要是脏腑功能失调，气血失调，直接损伤胞宫，影响冲任而为病。中医认为月经主要受"肾－天癸－冲任－胞宫"轴作用，"肾－天癸－冲任－胞宫"轴失调，则月经不调。中医对治疗月经病的认识由来已久，《素问·上古天真论》云："女子七岁，肾气盛，齿更发长；二七而天癸至，任脉通，太冲脉盛，月事以时下，故有子。"《傅青主女科》曰："经水出诸肾。"叶天士提出："肝为女子之先天。"《景岳全书》曰："经血为水谷之精气，和调于五脏，洒陈于六腑，乃能入于脉也，凡其源源而来，生化于脾，总统于心，藏受于肝，宣布于肺，施泄于肾。"月经病的发生与五脏气血的失调有重要关系。

吴老辨证过程中重视肝肾及情志。肾为先天之本，肾主藏精，精血可以互相化生，而肾精不足必然影响月经正常来潮；女子以肝为先天，肝司冲脉，冲为血海，为十二经之海，肝经绕阴器，抵小腹，过乳头，上颠顶，在妇女的生理活动中起重要作用。故吴老尤为重视肝郁对女子月经病的影响，认为妇女月经后期、月经过少、闭经等主要是情志因素致病，正如张景岳在《妇人规》中提出："妇人之病不易治也……此其情之使然也。"吴老指出情绪与女性月经有密切联系，故用药重视疏肝健脾理气，常用香附、醋延胡索、预知子疏肝理气；合欢皮解郁；白芍养血柔肝；白术、黄芪配伍当归健脾益气养血。如此，可使人体气机舒畅，肝气条达，气血和调，则女子精神情志平和，气顺则机体血旺，月经如常。此外，寒凝、湿热、气滞、气虚、外伤均能引起血瘀，故临证时吴老善用活血化瘀法，常用桃红四物汤加减，在其基础上增加醋香附、醋延胡索、预知子、益母草与丹参等药材行气理气，活血调经，以期"气行则血行"，增强了桃仁、红花的活血功效，其中香附又称为"气病之主司，女科之主帅"，不但能够帮助川芎行气活血，而且还能疏肝解郁。

根据患者病史、经量、色质及舌脉出发，本案患者将至"六七"，肝肾渐虚，精血不足，又因情志不畅，故月经过少，舌质紫暗。本案属肾虚血瘀，治当补肾健脾，理血调经，以桃红四物汤化裁加减。方中炒酸枣仁养心安神，茯神、生龙骨、制远志安神定志；当归、炒白芍、益母草、赤芍活血化瘀；醋香附、醋延胡索、预知子疏肝理气；枸杞子、黄芪、炒白术健脾益气；川牛膝、杜仲、续断、沙苑子滋肾以壮肾中之水；茜草、桃仁、红花理气活血，化瘀止痛。诸药共用达疏肝理气、温肾滋阴、补气活血的效果。二诊患者处月经前期，故加鸡血藤、土鳖虫、五灵脂、凌霄花、煅瓦楞子、川芎增强理气活血、化瘀通经之功。诸药合用使气血得充、肝肾得养、冲任得调，而月经如常。

（陈军娅整理）

三、崩漏

患者张某，女性，39岁，2023年2月7日初诊。

主诉： 月经淋沥不止半月余。

现病史： 患者近来因工作原因经常晚睡，后出现非行经期间阴道不规则流血，已近半月，患者因个人原因未予处理，今因月经点点滴滴持续半月余未净，就诊于门诊。

检查：阴道不规则流血，色红，无血块，小腹痛，倦怠乏力，鼻塞，咳嗽，咽喉疼痛，眠差。

舌象：舌质淡，舌体胖大，苔白腻。

脉象：脉浮弱。

西医诊断：异常子宫出血。

中医诊断：崩漏。

中医辨证：气血亏虚证。

治法：固崩止血，补血益气。

处方：

干益母草 15g	防风 10g	蜜紫菀 12g	款冬花 10g
前胡 10g	法半夏 12g	苦杏仁 10g	桔梗 10g
橘核 12g	醋延胡索 15g	醋青皮 12g	佛手 10g
香橼 10g	蝉蜕 12g	炒酸枣仁 15g	云茯苓 12g
牛蒡子 12g	当归 15g	炒白芍 15g	黄芪 50g
炒白术 15g	合欢皮 15g	侧柏叶 20g	藕节炭 20g
地榆炭 20g	白茅根 30g	仙鹤草 15g	山萸肉 15g

7 剂，水煎服，每日 1 剂

嘱患者早睡早起，放松心情；禁食辛辣、甜腻食物（如火锅、奶茶、饮料等）。

2023 年 2 月 14 日二诊，患者阴道出血情况较前减轻，咳嗽好转，无鼻塞、咽喉肿痛，现睡眠梦多，口干，大便带血（患者补诉既往有痔疮病史），小便可，舌淡红，苔稍腻，脉细弱。故去防风、蜜紫菀、款冬花、前胡、牛蒡子，于前方调整为：

干益母草 15g	法半夏 12g	苦杏仁 10g	桔梗 10g
醋延胡索 15g	醋青皮 12g	佛手 10g	香橼 10g
蝉蜕 12g	炒酸枣仁 15g	云茯苓 12g	当归 15g
炒白芍 15g	黄芪 50g	炒白术 15g	合欢皮 15g
侧柏叶 20g	藕节炭 20g	地榆炭 20g	白茅根 30g
仙鹤草 15g	山萸肉 15g	槐花 15g	大蓟炭 20g
生龙骨 12g	枸杞子 12g	太子参 15g	北沙参 15g
干石斛 15g			

7 剂，水煎服，每日 1 剂

2023 年 2 月 28 日三诊，二诊服药后月经干净，继予前方服用。

2023 年 3 月 14 日四诊，三诊服药后患者于 3 月 2 日月经来潮，持续 7～9 天，色暗红，有少量血块，余症同前，现感口苦，腰部疼痛。于前方加竹茹 15g，杜仲 15g，续断 15g，赤芍 12g，丹参 12g。

2023 年 3 月 28 日五诊，症状同前，继予前方服药。

2023 年 4 月 11 日六诊，患者诉五诊服药后 3 月 29 日月经来潮，持续 6 天，4 月 3 日止，色红，量正常，无血块，舌红苔白少津，脉细弱，于前方基础上去赤芍、丹参，加防风。嘱患者继续服用上方巩固病情，若下月月经正常，则不必复诊。

后患者未于门诊复诊，经电话随诊后患者诉月经期、量、色、质均正常，且无伴随症状，痔疮也未见出血。

【按语】崩漏是指在非月经期间阴道不规则出血，其中来势急速、量多者为"崩"，来势缓慢、量少淋沥者为"漏"，因二者可相互转变，故临床将其统称为"崩漏"。主要的病机为冲任损伤，常由虚、热、瘀等病因诱导而发病，早期多由于阴阳失衡、机体紊乱，后逐渐因气虚不固发展为漏。中医对崩漏的治疗常常采取"急则治其标，缓则治其本"的原则，并灵活使用塞流、澄源、复旧三法，三者间相互有区别，同时有内在联系。其中塞流为止血，因崩漏临床常表现为出血，故止血为首要任务，因此吴老临证中常急用侧柏叶、藕节炭、地榆炭、白茅根、仙鹤草等止血药物止血收敛治标为要。该患者受外感之邪所犯，出现咳嗽咳痰等症，故用防风、蜜紫菀、款冬花、前胡、牛蒡子祛邪外出、止咳化痰。澄源为求因治本，崩漏临床病因往往由虚、热、瘀导致，该患者为中年女性，因工作压力原因，习惯性晚睡，致阴液亏耗、正气损失以及全身机体紊乱，故当重用黄芪、炒白术、太子参大补全身之气。同时当归、炒白芍为常用的养血药对，当归甘温而润，补血养血调经，炒白芍性凉而滋，补血敛阴调经，二者相合，共奏大补气血之功。山萸肉收敛固涩，并起补益肝肾的作用。患者因工作的因素而晚睡，并伴随有压力的产生，而压力的产生又伴随着情绪致病，易致机体气机紊乱，同时睡眠在人的一生有着举足轻重的地位，占了生命的三分之一，对机体有着调整修复的功能，故重用炒酸枣仁、云茯苓养心安神，生龙骨镇心安神的同时起收敛之功。再以醋延胡索、合欢皮、醋青皮、佛手、香橼疏肝顺气，使肝藏血而养血。最后配杏仁、桔梗，一升一降，调整全身气机。患者因痔疮出现便血，故予槐花、大蓟炭以凉血止血。复旧为调理善后，疾病治疗的后期，血流止住后，又当以调理脾胃、补益肾气、化生气血为要，治以北沙参、石斛养阴和胃；杜仲、枸杞子、续断补益肝肾，使肾气充足，重塑月经周期的规律，使崩漏得到彻底的治疗。

（万江整理）

四、继发性不孕

患者王某，女性，36 岁，2021 年 8 月 26 日初诊。

主诉：月经量少 5 年，试孕未孕 3 年余。

现病史：患者平素月经量少，月经延后，周期 38 ～ 45 天不等，时有痛经，末次月经 2021 年 7 月 20 日。患者育有一女，现已 7 岁，3 年前备孕 2 胎而一直未孕，今经人介绍，特来吴老处寻医问药。

检查：入睡困难，常凌晨方可入睡，中途易惊醒，大便稀溏，饮食尚可，小便可。患者丈夫精液常规检查未见异常，精子活力正常，患者生殖激素、妇科彩超、输卵管造影均未见异常。

舌象：舌质淡红，苔薄。

脉象：脉细弱。

西医诊断：继发性不孕。

中医诊断：不孕；月经后期。

中医辨证：脾肾亏虚证。

治法：补益脾肾，养血安神。

处方：

炒酸枣仁 15g　茯神 15g　　蜜远志 12g　生龙骨 12g

苦杏仁 10g	桔梗 12g	生黄芩 12g	当归 15g
炒白芍 15g	桑寄生 15g	杜仲 15g	生续断 15g
醋延胡索 15g	青皮 12g	香橼 12g	太子参 15g
茯苓 20g	蝉蜕 12g	香附 12g	

7 剂，水煎服，每日 1 剂，分 3 次温服

2021 年 9 月 1 日二诊，患者服药 3 天后月经来潮，痛经程度减轻，感睡眠较前好转，半夜未惊醒，大便成形，舌淡红，苔薄，脉弦细。前方去茯苓，加预知子 15g，淫羊藿 15g，狗脊 15g，益母草 15g。7 剂，服法同上。嘱患者开始服用叶酸。

2021 年 9 月 8 日三诊，患者无特殊不适，睡眠可，嘱患者及丈夫平素饮食清淡，少食火锅、肥肉等物。继予上方服用 2 周后复查。

2021 年 9 月 23 日四诊，患者睡眠好，经量中等，无痛经，舌淡红，苔薄，脉细。嘱患者月经干净后第 5 日试孕。处方：

炒酸枣仁 15g	茯神 15g	蜜远志 12g	生黄芩 12g
桑寄生 15g	杜仲 15g	生续断 15g	竹茹 15g
太子参 15g	生龙骨 12g	云茯苓 15g	炒白术 12g

14 剂，水煎服，三餐后温服

2021 年 10 月 8 日五诊，患者试孕未成功，末次月经 10 月 7 日。已无痛经，继予前方服用。

2021 年 11 月 10 日六诊，患者已受孕，但有少量阴道出血，故加用大蓟炭 15g，侧柏叶 15g，地榆炭 15g，白茅

根 30g，血余炭 15g，藕节炭 15g 收敛止血。嘱患者怀孕前 3 个月不要剧烈运动，尽量平躺保胎，后续保胎至 13 周，定期产检。

【按语】本病案因月经延后、月经量少而致不孕，故应先治疗月经问题，不孕问题方能迎刃而解。《中藏经》曰："肾者，精神之舍，性命之根。"肾为先天之本，脾胃为后天之本。肾藏精，主生殖，与妇女经、带、胎、产都有直接关系，患者长期月经量少且延后，肾精乏源，无以资生，故难以受孕，脾胃为气血生化之源，又女子以肝为先天，患者因工作及生活习惯长期夜寐晚，气血流注受阻，损及肝血。故治疗上重在培补肝、脾、肾三脏，辅以养血调经。

（赵静整理）

第十节　虫　证

小儿虫证腹痛

患儿赵某，男性，9 岁，2020 年 11 月 11 日初诊。

主诉：阵发性右上腹痉挛性疼痛 1 年余。

现病史：患儿 1 年前无明显诱因出现阵发性右上腹痉挛性疼痛，时轻时重，面色不华，纳差，形体瘦弱，大便干结。小儿养有一猫，常抱其同睡，腹痛时作，多次就诊无果。2021 年 7 月 19 日患儿家属携其就诊于昆明金域医学检验结果：裂头蚴 IgG 抗体（+），肺吸虫 IgG 抗体（+），肝吸虫 IgG 抗体（+）；予药物治疗（具体不详）后症状无明显缓解，经朋友介绍于此。

检查：阵发性右上腹痉挛性疼痛，时轻时重，右胁肋部触及 2～3cm 包块，质软，推之可活动。

舌象：舌质淡，苔薄。

脉象：脉细弱。

西医诊断：寄生虫病。

中医诊断：小儿虫证腹痛。

中医辨证：肠虫证。

治法：清上温下，行气杀虫。选用乌梅丸和使君子丸加减。

处方：

醋乌梅 15g　炒使君子 12g　鹤虱 10g　　榧子 15g
当归 12g　　赤芍 12g　　仙鹤草 15g　制厚朴 12g
醋延胡索 15g 青皮 10g　　香橼 10g　　佛手 10g
火麻仁 10g　炒酸枣仁 12g　竹茹 15g　　皂角刺 12g
浙贝母 12g　炒僵蚕 12g　连翘 12g　　金银花 15g
生黄连 10g

　　　　　　　　　　　7 剂，水煎服，每日 1 剂，温服
嘱患者不再抱猫睡觉。

2020 年 11 月 25 日二诊，患者述右上腹痉挛性疼痛明显减轻，且右胁肋部包块消失，大便通畅，舌质淡，苔白，脉细弱。新发面部浮肿，考虑通过药物作用杀死寄生虫后毒物排出体外所致，故加用利水消肿药。服药期间嘱患者多食蔬菜，晚上9点前睡觉，守法继进，并加重驱虫药剂量。治于前方基础上鹤虱用量增至12g，再加百部12g，炒苍耳子12g，辛夷花10g，徐长卿10g，茯苓皮20g，玉米须20g，冬瓜皮10g，促使虫排出。7剂，水煎服，每日1剂。

2020年12月3日三诊，家属诉患儿腹痛偶有发作，面部已无水肿，梦中呓语。治疗去茯苓皮、玉米须、冬瓜皮、苍耳子、辛夷花，加蝉蜕10g，莲子心3g，生黄连3g清心安神，白芍15g缓急止痛，14剂，水煎服，每日1剂。

2020年12月18日四诊，患儿偶有腹痛，程度较前减轻，便中未见有虫。考虑久病体虚，不能长期使用攻伐药物，易伤正气，故将驱虫药之剂量减轻，加用补气药，处方：

黄芪20g	炒白术12g	怀山药15g	炒白扁豆12g
炒使君子10g	鹤虱10g	榧子10g	当归12g
炒白芍12g	醋延胡索15g	青皮10g	香橼10g
佛手10g	连翘12g	金银花15g	醋乌梅10g

14剂，水煎服，每日1剂，三餐后温服

2021年1月7日五诊，家属携患儿于贵州金域医学检验中心查病原体：裂头蚴IgG抗体（＋），肺吸虫IgG抗体（－），肝吸虫IgG抗体（－），患者已无腹痛等症，精神转佳，面色红润，睡眠可，纳谷香，体重增加约3kg，二便调，舌淡，苔薄，脉有力。患者体内寄生虫尚未排尽，故继予中药内服，但应时时兼顾正气，避免伤及正气。

3个月后复查裂头蚴IgG抗体（－）。

【按语】患儿右上腹阵发性痉挛性腹痛日久，四处求医无果，经病原体检查明确体内寄生虫类型，但西医驱虫药治疗无果，故改投中医治疗。患儿平素喜爱与猫一起生活，且未注意卫生，患病率大大增加，故治疗上告知患者首先脱离病原环境，加强自身卫生清洁，加之中药辨证论治准确，故能获效。虫在体内时静时动，故腹痛时轻时重。虫吸食人体水谷精微，导致脾胃虚弱，脾不运化，水谷精微难以濡润面肤百骸，故患者面色不华，纳差，形体瘦弱。脾虚津液亏虚，不能濡润肠道，故大便干结。舌脉亦均为佐证。据此，吴老拟乌梅丸加减清上温下，行气杀虫。方中醋乌梅、炒使君子、鹤虱、榧子、仙鹤草杀虫化虫；制厚朴、醋延胡索、青皮、香橼、佛手辛温行气止痛；当归、赤芍行气活血，调养脏腑；炒酸枣仁养心安神；皂角刺、浙贝母、炒僵蚕、连翘、金银花清热解毒，散结消痞；生黄连清上焦之热，兼杀虫之功；火麻仁润肠通便；竹茹清热和胃，防驱虫药之燥烈之性伤胃气。全方攻补兼施，酸苦辛甘并用，体现了乌梅丸中"得酸则静、得辛则伏、得苦则下"之功，以及使君子丸"消疳驱虫"之效。

（赵静整理）

第四部分

《解围元薮》探讨

这是两位"80后"医生结合自身临床经验关于一本古书的闲聊杂谈。第一位"80后"，是80多岁的国家级名老中医吴正石，江苏昆山人。"吴氏风科"第十九代传人，自幼跟从父亲吴玉文学家传中医，后于上海第二医学院本科毕业，贵州中医药大学（原贵阳中医学院）研究生班学习，扎根贵州毕节行医50余年，驳杂坎坷的求学、行医经历和个人努力塑造了他颇具个人特色的理法方药观念，在临床中屡奏奇功，希望将一身本领传承下去。第二位"80后"，是出生在20世纪80年代的编者（本书主编梁江），广州中医药大学博士，目前就职于贵州中医药大学第一附属医院风湿血液科，力争医教研全面发展，一直期盼明师赐教。

二人偶然相遇，甚为相得，吴老谈及家学，言其承袭明代沈之问的麻风专著《解围元薮》，读古人书治今人病，以麻风一病推衍多种疾病，令笔者啧啧称奇，得到吴老许可后，闲暇时常登门问道，现将谈话记录进行整理，集腋成裘，码字成文。然而，随时间推移，逐步发现这本书真的很难，或者说读者的水平尚且不够，为这本小众著作作注的理想一再打折扣，因为好多内容根本读不懂。吴老也犯难，最终灵光一闪，编者和吴老两个就以茶话会、一问一答的形式进行探讨，将有意义的文字内容记录下来，供中医爱好者参阅，诸位读者若有奇思妙解，亦可指教一二。一本书，不一定只是供读者看，也可以由大家共同参与写作、修订，比如《牛津大辞典》。

第一节　漫谈《解围元薮》之一

原文：

四时酷烈暴悍贼邪风也，为病最甚，残害最剧，古人称疠为恶疾之首，患之变败形质顽固不知所之。

酷、恶毒也，烈、凶猛也，暴、速也，悍、刚也，皆风之质也。春夏多有旋风，秋令多有风，冬有严寒，皆煞疠之邪气也。

梁江：书名"解围元薮"是什么意思呢？

吴正石："解围"，也就是救人于危难困境的意思；"元"，元气；"薮"，原意是一种湿地青草，引申为生机盎然；四个字连起来就可以理解为解救危难，让元气恢复生机状态的意思。

梁江：目前《解围元薮》这本关于麻风的古代著作很少有人研究，万方、CNKI数据库近十年来也只有两三篇论文提及，很多人可能因为麻风病是小众疾病就忽略了这本书的深刻意义。而您家几代人都对这本书进行了认真的参研，用于治疗风湿科、皮肤科乃至神经科疑难杂症，体悟不可谓不深刻，我一边读一边请教您，做点注释吧。卷一篇名"风癞论"，怎么理解呢？

吴正石：此处的风是广义而论，不仅仅是麻风或者其他皮肤疾病，也包容了脏腑经络中风，其实代指了风邪一类善变的致病邪气。癞，则是皮肤病的总称，当然也包括麻风病。

梁江："四时酷烈暴悍贼邪风也"，指的是四季变化中致病力很强的一类邪气，是吧？

吴正石：对的，风为六淫之首，最厉害的风邪，就是疠风，能伤人身形体质，让人受困受苦于病邪而不知道怎么办。

梁江：紧接着说这个病邪特点——恶毒、凶猛、发病骤急，都好理解。但"彪""刚"是啥意思呢？

吴正石：病邪刚强顽固，治疗难以速效。

梁江：哦，病情复杂，疗程很长，不是几剂药能搞定的。

吴正石：正解。这里强调了风邪致病的重要性，广泛性。

原文：

经云：冬至之日有疾风从东南来者，名曰贼风，最能伤人，犯之不可解，俯仰动作不可得矣。按之应手而痛，烙熨则爽，时刻抽掣，击剥疾火，冲荡气血，轻者结为瘰，重者聚为偏枯。若遇热郁抟凝，则变为附骨痈疽。如寒湿凝滞深入脏腑，久则积成风疬。

梁江：后面把风分类阐释。光这个冬至时节来的疾风就很厉害，让人俯仰动作不可得，这个描述有点像落枕、强直性脊柱炎的僵硬状态，难道是寒邪直中督脉？

吴正石：的确像。但最近我看诊的一个病毒性脑炎后遗症的患者也很像这个描述，治疗后神智正常，就是脖子硬了，后仰式走路，显得很傲慢，我用汤药治疗后，莫名其妙变斜颈了，确实难治。这是（因为）风邪（导致的），没有寒（邪因素）。

梁江：这种情况是要祛风，还是要怎样？

吴正石：还要化湿。一般的祛风除湿药不够力，一定要上颠顶，说白了要透过血脑屏障，对神经有作用。

梁江：这要求也太高了吧，有这样的中药？

吴正石：有啊，比如天麻，不过我们拿它做引经药，不用太大量。钩藤、秦艽、藁本都要用。

梁江：藁本就是经典的引（药）达颠顶的风药。那俯仰不得，需要养血，当归、熟地黄少不得吧。

吴正石：是的，养血是很基本的常规思路。当归养血活血，但熟地黄偏滋腻了，你看那药多次蒸晒，黏性大，易于生湿，改用生地黄好些。养血可以息风。

梁江：那化湿可以选菖蒲不？

吴正石：可以，我喜欢用九节菖蒲配苍术、法半夏。

梁江：好像您不喜欢用草果？

吴正石：草果燥湿走下焦，羌活燥湿走上焦，羌活比较适合治疗颈部僵硬。

梁江：小时候我在云南待过一段（日子），当地人最喜欢草果，炒菜火锅都要加。可能是山岚瘴气多吧，常规备药。

吴正石：荜茇，荜澄茄也是这一类药。

梁江："按之应手则痛，烙之则爽"这是指寒湿之邪吗？

吴正石：古代是用药渣外敷。

梁江："时刻抽掣"是指抽搐疼痛，"击剥痰火"怎么理解？

吴正石：击，灭火；剥，慢慢剥离，去除的意思。

梁江："冲荡气血"，是指气血被激活起来。"轻者结为瘰疬"——这个地方不仅仅是指淋巴结核之类疾病，也包括脂肪瘤等痰湿结聚。"重者聚为偏枯"——这是指中风。"若遇热郁抟凝，则变为附骨疽痈疽"，这个类似于结核性骨髓炎了，是吧？

吴正石：是的，疽为慢性溃疡，难于速愈，要用天丁（皂角刺）、防风透邪，最好也用蝼蛄，更离不开黄芪、白术以托里消毒，这个治疗思路对结核很有效。

梁江：以前有见过透脓散治疗疽，确实有效。

吴正石：接下来，"寒湿凝滞深入脏腑，久则积成风疬"，这个是麻风晚期了。麻风久病，阴损及阳，多表现为阴证。

梁江：那是久病正虚，伏邪阴损及阳。天气平和，阴阳协调时，人不易发病，但气候异常，风邪湿邪逆乱作祟，可导致人生病。后文有一句来自《说文解字》："虫入肌中曰'風'"，有意思，繁体字中的"風"内部结构是"虫"不是"乂"，古人很早就观察到空气流动中有微生物啊。再往后"诸虫皆八九日而化，感八风之气而成形"，这个有点像病原体繁殖到发病的时间窗。

吴正石：不错，孺子可教也。

第二节　漫谈《解围元薮》之二

原文：

人皆不知：阴阳和平，寒暑适时，则疾病不作；若天地变驳，风湿舛逆，是为不正之气，则人感而病焉。《说文》云：虫入几中曰风。故风动而虫生，虫无风而不育。诸虫皆八九日而化，感八风之邪气而成形也。《灵枢》云：从东南来者曰弱风，其伤人也，内舍于胃，外在肌肉，其气主体重。从正南来者曰大弱风，其伤人也，内舍于心，外在于脉，其气主热。从正西来者曰刚风，其伤人也，内舍于肺，外在皮毛，其气主燥。从正北来者曰大刚风，其伤人也，内舍于肾，外在骨与肩背之脊筋，其气主寒。从西南来者曰谋风，其伤人也，内舍于脾，外在肢腋，其气主弱。从西北来者曰折风，其伤人也，内舍小肠，外在手太阳之脉，脉绝则溢，脉闭则结而不通若死，其气主关格痿愈。从东北来者曰凶风，其伤人也，内舍于大肠，外在两胁肋骨下及肢节，其气主强劲洞泄。从正东来者曰婴儿风，其伤人也，内舍于肝，外在筋纽，其气主经。乃煞疠之邪气，非时暴悍酷烈之毒；中于人身，即生诸虫，滋蔓为害。自古圣贤避色如避寇仇，避风如避矢石，鲜有大病。而人不畏避，妄肆纵欲荒色内虚，恶风乘假而入，故多疾病。

吴正石：今天继续来聊《解围元薮》，以上这段解释了八风之气。东南来者为弱风，按我理解，这个风没有微生物，致病力就弱一点，一般是正气太差，才导致邪气内侵的。

梁江：可不可以这样理解，一部分人稍微受点外界刺激（如冷空气）就肢体冷痛，甚至起风团，这就是弱风致病？

吴正石：也包括神经性水肿之类（疾病），（这类人）属于高敏体质。一般中医认为（此类情况）是脾肺气虚，（治疗在）益气健脾基础上加五皮饮即可平复。

梁江：那从正南来的"大弱风"，是更弱一点？"其气主热""内舍于心"，让我回想起风湿科前辈的一句话："有些风湿病啃过关节，狠咬心脏"。典型的就是风湿性心脏病，瓣膜受损。

吴正石：可以这么理解。从正西而来的"刚风"就是实邪了，易伤颈部、背部，脊柱两旁筋肉。北方而来大刚风更强，夹杂寒邪，必然使患者牵掣疼痛僵硬感明显。接着说"谋风"，西属金，南属火，此风夹杂伤脾的湿邪，可导致肌肉软弱无力。西北"折风"，阻截折断内脏之气、血脉之气的意思，算是中医危急重症了。东北来的为"凶风"，侵蚀关节，不流动，可导致腹泻。正东而来为"婴儿风"，其实指的是惊厥之风邪，是最伤神志的凶险风邪，尤其易于伤害婴儿性命，因此得名。

原文：

黄帝云：八风之毒，百花犯之无色，百谷伤之不实，草木触之枯瘁，禽兽中之颠。水御之狂越，土蓄之崩裂，人中其邪，则成麻疬。虫生脏腑，唼肌髓，飧血液，形态丑恶，神思昏迷，遍身疮秽，先儒曰疠，即此候也。中古分为风、疠二名，内驻曰风，所感深；外着曰疠，所感浅。风甚于疠，而疠轻于风，形气本源则一类也。又曰风入脏腑，久注脉络，数年之后，发于肌表，由渐而变疠，一伤人即发疮秽，至见败形。故风疾发迟死速，疠病发速死迟，大害皆然。江北燕冀，呼疠为炮疮，南人拟其名而曰杨梅疮，又曰广东疮。盖闽广间有室女过疠，即生蛲虫，发为恶疮，秽毒极盛，其气易于传染杀人，因此滋蔓于世，相感而生。

充塞脉络之内，输散分肉之间，荣卫不利，肌腠喷瞋，气聚不通，使血瘀不流，筋骨弛缩，肤体腐烂，脓秽淋漓、眉须氄落，手足痿痹，趾指堕折，寒热麻痒，或如箠楚，如掣掌，如挛如缚，如捹如夹，瘤瘰肿酸，荼毒疙瘩，百恶对骈，集得之所由有五，充贮而满也。

梁江：看来名目纷繁，各有来头。接下来讲调护，古代圣贤养生家清心节欲不放纵，又注意像防范飞箭暗器一样预防各种风邪，因此少有重病，现代人反其道而行之："生活996，烧烤加啤酒，熬夜不要命，终去ICU。"麻风等重病也有正气亏虚这方面的重要因素。

吴正石："先儒曰疠"，就是麻风初期，表皮损伤；"风"指侵入内脏系统损伤的麻风。后面又解读，（风）先潜伏于脏腑，大发作时发于肌表，出现疮秽、败形、面貌形体变化，俗称"狮面"，这是潜伏期到发作期的致病过程。后面又有各地不同的称谓如"天疱疮""杨梅疮"等（此处杨梅疮不是指梅毒这类性传播疾病，只是皮肤红），但作者也有混淆。

梁江：麻风"狮面"我见过，确实惊悚，这里就不配图了，各位胆大有承受能力的可以去搜图片。顺带问一句，天疱疮一类您治疗也用之前（常用的）银翘散疏风清热，五皮饮渗湿热吗？

吴正石：皮肤透亮起泡，渗出液引发新破溃，这就是天疱疮，和免疫力低下相关，我们一般用荆防败毒散扶正祛邪，上肢加羌活、黄芩，下肢用黄柏、忍冬藤，但苦寒败胃，用量不能太大，要以养血为主。

梁江：所以您常用鸡血藤养血活血。接下来一段是麻风病的各种症状表现："该邪气充塞脉络之内，舒散分肉之间""荣卫不利，肌腠贲嗔张"这个是指胀满，"百恶对骈"即对称分布。气血衰败，头发胡须眉毛都脱落，皮肤肌肉麻木不仁。这样理解对不。

吴正石：不错。久病麻风，皆穷极于肾，因此（治疗）晚期除养血外还要补肾，我用五子衍宗丸化裁加减，但注意补阳不用韭菜子，发物对皮肤疮疡不利，可用胡芦巴。

梁江：嗯，细节值得玩味，又学到一招。

第三节 漫谈《解围元薮》之三

卷一前面部分概括论述了风癞的概念、症状表现、疾病演变过程，文字不算难懂，但接下来读到病因阐释阶段就傻眼了，很多鬼神玄学言论夹在医理之间，令人费解，我们国学底蕴不够，只能罗列原文于前，揣测研讨于后，只求以自己的理解尽量传递科学实用的内容。

原文：

《病源》曰：风疠之相感，皆由恶风寒湿、房劳嗜欲、醉饱露卧变驳所成，二者病源无异，患害之由五条明列于下。

一曰风水阴阳所损。地脉方向、吉凶之理曰风水，星历盈虚曰阴阳。如修筑安葬，竖造开凿，植伐之类，皆有年命相问，神煞禁忌，犯于幽冥，测然致病。巫人之本命元辰为害，遍身酸痛，走注瘘痹。

金神七煞为害，偏枯，口眼歪斜，半身不遂，软弱痿困。白虎为害浑身块瘰，肿痛臭恶，浓血淋漓。天罡大煞为害，蛊胀满塞，迷闷瘫痪。八煞将星为害，奔走狂越，逾垣上屋，嗷号悲笑，无伦暴恶，持刀斗勇。五土猖鬼为害，噤晕昏迷，腹大肢软，痈疽疫疠。太岁月将时日星辰为害，变异不测，无所防禁，俗之风水、阴阳所损，不可医治，其谬之甚！夫阴阳神煞，不可渎其无而辟慢之，亦不可信其有而谄媚之，皆惑于偏也。且妖邪之祟，若触犯于人，不过一时之间，岂有终身随而为祸之理？亦因人气血不正，受其邪气而病生焉。若调其气血，清其思虑，则神正而复元，使邪气渐消而安矣。故云燮理阴阳以和元气，大道君子也。医家十三科之内亦有祝由一科以符水咒诀禳辟邪魅妖氛，而归揖正气。

梁江：作者详细分 5 个方面进行了病因阐述。第一条是风水阴阳所损。

吴正石：这一条不太好理解，发病确与自然环境（地理条件、气候、人的易感体质）有关，但硬要把症状和触犯的凶神、风水禁忌等对应就刻板迷信了。

梁江：硬套风水与个人福祸相关确实牵强附会。不过大多数老百姓会抱这样的心态，不迷信盲从，没有证据也不会故意站在世俗观点的对立面。比如，一个房子里长时间居住过危重的麻风患者，如果搬迁以后，肯定要打扫消毒一番再考虑入住；但一个村子曾有一两个麻风患者，并不说明这个村子是需要严厉隔离的疫情灾区，完全不能去住。

吴正石：对，麻风杆菌本来就是个条件致病菌，传染性远没有流感强。小时候医疗条件差，我父亲行医没有什么口罩、手套、来苏尔之类的防护措施，接触诊治很多麻风病患者也没有患病。但现在肯定要严格遵守医疗规范，注意消毒、隔离、传染病上报，这是对自己、对他人的生命安全负责。

梁江："本命元神所害，遍身酸痛，走注痿痹"也是类似，把发病和个人命犯太岁直接关联不太合适，但个人觉得起码作者提出了一个可以接受的观点，也为后世时间医学所证实：一个人在二十四小时内肯定有兴奋期、低谷期，一个月总有某一天或几天状态比较差，易于患病或者出错。这个节律也许能推广到一年、每十二年的某个时段中，所以民间讲究在生命低谷期的本命年要事事小心，注意养生、提防灾祸，不管理论是否经得起科学推敲，起码是一个善意的提醒，其实就算没有本命年这个说法我们也应爱惜生命，认真生活的嘛。

吴正石：是的。古代著书立说者需要理由充分，附会鬼神是常有的事；而为追求文采的形式美，在对偶互文等修辞手法上也下苦功，之后有洋洋洒洒一大段话讲金神七煞为害的表现、白虎为害的症状等，涉及玄学我们也实在没法一一考证讲明白。姑且理解为历数环境气候造就的疾病表现种种不一：有"偏枯，口眼歪斜"，这是类似于脑卒中的神经系统症状；"浑身块瘰，肿痛臭恶"，这是皮肤肌肉损害；还有神志昏蒙或是狂躁的精神症状，大多属于麻风的后遗重症。通常遇见痰阻心窍引发的神志异常，个人经验是用点明矾兑水服以催吐痰涎，也可以配合针灸醒神开窍。然而作者认为在神灵指代的具体方位、风水、时令综合影响下会呈现出某一特殊症候群，这个就匪夷所思了。

梁江：作者其实也难能可贵了，本段结尾既规劝大家不要盲目崇拜迷信鬼神，这是科学的，但他又强调不要故意以身试法去挑战鬼神，这是当时科学认识的局限所致。但总的来说，提倡自主调养气血，端正思想，祛除杂念，邪去正自安，这是目前也不过时的健康理念。其中一句很有意思："妖邪之祟，若触犯于人，不过一时之间，岂有终身随而为祸之理。"粗浅理解为这类疾病或者坏运气为害一时，不会让人倒霉一辈子，所以要乐观坚定地对待疾病和人生，摆正心态，套用现在的话，作者是在传递正能量的。不过，文末提出古代祝由科是调神归摄神气治病的，算是很特殊的一类医生。您有这方面的感悟吗？

吴正石：祝由科来源已久，排行医门十三科之首，是古代巫医的传承，散见于各朝代医书，有一些心理暗示治疗的内容，也有看起来很荒谬的跳大神作为。我接受的是正规学校教育，没这本事，当然更谈不上什么感悟了。但从医至今，在不同地域不同民族中确实也见过用符水咒诀为人治病的事件，多为装神弄鬼之流，是封建迷信的余孽，但偶尔也见这么一番折腾后少数感冒发热、鱼刺卡喉的患者收到了效果，或许是碰上了自愈情况，或许是安慰剂效应，也可能是指甲缝里偷偷下药之类的障眼法，可能还有其他原因，难以分辨，还是留待于今后有识之士进一步考证研究吧，真功夫必然经得起科学验证，不科学的假把式肯定自动消亡。

梁江：谢谢，中医确实还是有很多未解之谜，值得我们去研究论证，秉承科学的世界观去认知与实践，才能去伪存真，摒弃糟粕，让精华源远流长，造福于民。

第四节　漫谈《解围元薮》之四

原文：

巢元方云：脉遽迟伏，或如鸡喙，或去或来，此邪物也。若脉来微弱，绵绵迟伏，不知度数，而颜色不变，此邪病也。若脉来乍大乍小，乍短乍长，为祸脉也。若脉两手浮泛细微绵绵不可知者，但阴脉亦细，此为阴跷阳跷之脉也。其家会有患风病死者，乃若恍忽亡人为祸也。若脉洪大弱者，社祟也。若脉来沉沉而涩，或四肢重，土祟也。若脉来如飘风，从阴趋阳，风邪也。若脉一来调、一来速鬼邪也。若脉有表无里，邪祟为害也。以寸为表脉，以关为里脉，有表无里者，乃两头有而关中无也，曰隔绝不至之脉也。若尺脉上半不至关为阴绝，寸脉下半不至关为阳绝。故曰阴绝而阳微，死而不治，此名妖怪之脉，乃气血神思受邪而见于脉也。然皆虚妄之谈，亦《巢氏病源》并诸典籍考究者，姑书之以补不足之论。

吴正石：接下来讲脉象，参考了大量巢元方的内容，但把脉象和鬼邪相联系，主要是言病重，文字倒不算艰深。我就"尺脉上半不至关为阴绝，寸脉下半不至关为阳绝"谈点个人理解。脉诊，右手为阳，主气；左手为阴，主血；左手脉相对右手脉旺（力度强），则血盛而气相对弱；就寸关尺而言，尺脉为阴，寸脉为阳；尺脉不可及，肾阴枯竭，阴绝；寸脉候气，寸脉太弱不可及，则无气，阳绝。这是告诉人脉诊断危重、察生死的方法。

原文：

人禀父母精血而成形，受天地造化而为用，故触天地不和之气则病焉。若父母素患恶疾，必精血有毒，交感于胚胎，传至于儿女。凡风劳病患，皆有恶虫于脏腑，代相禀受，传染源流，故曰传尸须于幼年未曾发病之先，预常服药，使蛲虫内死，不得长养，滋蔓延育为害。若至长大婚配，耗散精神，亏损气血，病作而难治矣。今人焉肯于未病之先，延医调治哉！

故使病剧无疗，临危措手，咎在微时不治之故。若其人未染恶疾之时，所生儿女必无传痊。若既生恶疾之后，所生儿女性，定难免之。先君谕之曰：吴中有一富翁，患疬病，吾治愈，久生一女性，适人不久，其夫染大风，其妻终身无恙，而毒瓦斯遗痊于夫，实大异也。又有一人风病而死，其妻无病，再适于人，其后夫即患前夫之疾无异，数年而死。其毒不遗于妻，而妇人受毒在脏腑，于交感之中，移痊男子以受害。想其毒初在交感淫欲中来，原在交感淫欲中去，可不畏哉！又有一人风疬而死，生三子一女性，皆患风而死，又有一风病患之女无恙，适于人生一子，幼即患风者。不传于女性，而传于甥也。古云：世有恶疾不娶，信可警哉！又有一徽商，三代痨病而死，第四代之子于髫龀时，即随母舅往两广为商，并不回家，其父在家劳瘵，既死之后半月，其劳虫飞至广内，到其子店中，其子偶出赴席其虫迳入房门上锁内，有一老仆窃见此虫，即以物塞其锁门，急报主人忙将湿泥浓固锁上，连门撬下，烈火焚之，木皆成灰，锁已迸开，其虫犹活，取出捣烂之，后方免祸。其传尸之恶如此，宜预防之。姑录以告将来君子。

梁江：往下看，二曰源流传染所袭。这是总概麻风有传染性，后文分述各种传染途径和案例以证明。还特别提出了一个可怕的名字——传尸。

吴正石：是的，说通俗点就是尸体都能传染活人的一种疾病。古人对这类疾病死者也建议火葬，以隔绝传染机会。

梁江：那是很大的进步了。接下来"须于幼年未病之先，预常服药"一句，这是指的疾病潜伏期长，先用药物预防控制可保平安，成年发病再治疗难度就大了。强调防病治病在先，这都好理解，但后面一句"若其人未染恶疾之时，所生儿女必无传疰"，"疰"的意思是什么？

吴正石："传疰"，是指传染，"疰"，本意是灌注、停留。古代也指长期恶寒发热的症状，夏天有一种疾病叫"疰夏"，（表现为）恶寒发热，低热为主，胃肠道不适，偶尔腹胀腹泻，有点像现在的胃肠型感冒，用藿香正气水治疗效果不错。

梁江：还有一种常发的疾病叫"痧"，比较剧烈的一种是绞肠痧。

吴正石：痧是指皮肤上斑点、斑疹，绞肠痧更厉害，除了皮损还有腹痛，囊括了现在所谓腹型过敏性紫癜之类较重的疾病，甚至有高热，肠道梗阻、出血的危重表现。一般如果还有点肠鸣音，没黑便的，我的经验是先开塞露或温热的生理盐水灌肠促进排便，这有助于退热，缓解不完全性肠梗阻的腹痛，再按清热凉血止血的方法治疗。

梁江：能针对这个腹型过敏性紫癜的中医用药，说得更详细点吗？

吴正石：先灌肠通便。因为有潜在的肠道、皮肤毛细血管扩张或渗血，中药必须重视止血，大蓟炭、小蓟炭我是必用的。有人说蒲黄很适合，但我不用，一是因为蒲黄虽能止血却也活血，我现在目标以止血为主，故不用这类动血的药物；二是蒲黄和仙鹤草，以及贵州产的大叶紫珠草一样，主治上焦肺胃出血，对于中下焦肠道出血反而不如藕节炭、小蓟炭、侧柏叶炭、地榆炭之类。

梁江：十灰散打底啊？

吴正石：对。腹型紫癜止血为要，凉血也不可少：黄柏、白茅根是上上之选，白茅根用有甜味的鲜品更好。

梁江：好的，不过有点跑题了，我们暂时先收回来，这个紫癜是您拿手的病，我们另设专题详细探讨。现在接着看后面是一系列的病例，生动、形象，然而部分可能不完全归结于传染性。比如有亲眼所见瘆虫飞入房中，闭门连房屋一起焚烧以图灭虫以绝后患的案例，胜似神怪恐怖片，这个是误解吧。

吴正石：古人把看不见的致病细菌微生物归结于毒邪、毒虫一类，这是难能可贵的，但具象化可能是误解，也可能是作者有意加工出这么个故事告诫老百姓：该病传染性强，要注意根除焚烧可疑传染物品。我们现代人辨证地看待就好。

梁江：健康宣教确实难做，苦口婆心、引经据典是一种方式，编故事恐吓也是古人想出的另一种方式，但现在我们理当宣扬科学事实。

吴正石：然也。

第五节　漫谈《解围元薮》之五

原文：

三日气秽蛊疰所犯。他人之毒，传之此人曰疰，因其秽恶之气触感而成也。若人血气虚，脾胃弱，偶遇恶疾之人，闻其污气，或对语言，而病患口内之毒，冲于无病患之口鼻，直入五内，则发为病。又如恶疾人登厕之后，而虚弱人或空腹人随相继而圊，则病患泄下秽毒之气未散冲上，从无患者口鼻，直入于脏腑。其如清晨未饮食之时，犯之祸不旋踵，百难逃一。如汗气相传、痢疫相染者，亦一类也。闽广之间，造成蛇蛊、符水、魔痈之毒，最能害人。有患恶疾之人乍死，毒虫皆从七孔中出，一遇生人，则飞蠹潜伏为害。昔人从古墓经行，内葬恶疾之人，已久死骸腐化，其虫疰人，发为大疬而死。故有九疰之说，皆由体虚而受飞蠹传尸之毒，或风寒暑湿之邪客于荣卫，注于经络，阴阳失守，随气游行，而成大害：一曰风疰，乃人死三年之外，神魂化作飞尘，着人成病，皮肉掣振，游变不定，一年之后，毛发落，颈项痛，骨立肉解，目痛鼻酸，齿蚀，发为蚀风则顽痹，或如蚀螫，或痒或痛。二曰寒疰，心腹满闷，懊痛呕沫，三年之后，大便出血，青白色，腰脊强，发为绝风，则不觉绝倒。三曰气疰，如失神机，妄言谵语，百日之后，体重乍来乍去，一年之后，体满，失颜色，二年之后，变吐作虫难治，发为颠风则披发狂走，打破器物，或发狂风则嗷干语哭……此九疰之病，乃癫风毒之根，华佗、东垣诸先圣皆论之，惟巢元方最详，故纂着于卷帙。

梁江：今天说第三个病因："气秽蛊疰所犯"，什么是疰，作者的解释是"他人之毒，传之闲人曰疰，其秽恶之气触感而成"。意思就是说一种传染性病邪。

吴正石：作者调查细致，举的例子有呼吸道、肠道传染的病原体，这是很难得的，还说了闽广一带地域气候所致瘴气之类最易传染疾病。不过说死尸口鼻中的毒虫飞扑常人致病，这个写得略有夸张，我猜想其实是告诫尸体易于传染疾病，因此埋葬地段要讲究，不要去沾染尸毒。其实从古到今，江南一带瘟疫流行时，很多地方提倡将死者火葬以绝传染的。

梁江：后面九疰之说，总的意思是体虚易感，疫疠之毒内侵，传染蔓延形成燎原之势，死伤无数，但按人体不同系统染病后的不同症状群区分了九种情况，就有点复杂化、神秘化了，也有拼凑之嫌。

吴正石：对，所以个人意见，了解麻风症状表现千奇百怪就行了，他比较赞同巢元方的观点。

原文：

四曰保养失度所发。忍饥劳役，醉饱入房，纵欲毒怒忧愁思虑，妄想贪嗜，邪毒蕴积，秽浊外荡，乐佚内耗真元，以致火热之邪冲激脏腑。凡烙肉、生菜、怪味之物，入腹皆变为虫。水土不服，沙冰岚瘴，皆为留毒，久而不散，积成麻疬发则变形。养生禁忌云：醉卧露湿，必生癞疾又云鱼无腮者，食之五日生癞。夫人为万物之灵，生于天地之间，宜惜身命，保养元神，永延长命，古之圣贤，以道德奉天寿，至百岁为常；后世之人，以六欲七情为事，故多夭折殇殂，忤违天地赋生大恩矣。巢氏云：凡病四百四种，总而言之，不出五种风毒所成：一曰黄风，二曰青风，三曰赤风，四曰白风，五曰黑风。人身中有八万尸虫，共成人身，若无八万虫，人身不成不立。复有诸恶病横诸风生害人。身所谓有五种风生五种虫，皆能害人黑风生黑虫，黄风生黄虫余皆仿此。此五种恶气生五种毒虫，害于人身名，曰疾风入于五脏，蚀人脏气其虫无数，在人身中食骨髓，来去无碍。若食人肝，眉睫堕落；食人肺，鼻梁崩倒；食人脾，语声变散或哑；食人肾，耳鸣啾啾沿生疮，或如雷声；食人心，膝虚肿，足底穿烂，难治。夫心乃君主之位，不受邪触，故应死。其脉来徐去疾，上虚下实，是其候也。

梁江：第四个病因是"保养失度所发"，是从饮食调护角度展开讨论的，比如"烙肉、生菜、怪味之物，入腹皆变为虫"，这就是古人告诫大家注意饮食卫生，但到现在每年都有很多烹调饮食不当导致寄生虫疾病或食物中毒的。

吴正石：还有野味也不要随便去吃，重金属、寄生虫更多。

梁江：作者引用当时的文献说"鱼无鳃者，食指五月生癞"，长得畸形的鱼都不要去碰，至理名言啊，可能那时就关注了环境污染导致的生态食物链致病问题。

吴正石：后面有句话也说得很有意思，你品一品，"人身中有八万尸虫，共成人身，若无八万虫，人身不成不立"。

梁江：这不就是益生菌吗？古人确实聪明，发现了微生物致病的一面；也承认微生物群对于人正常生理活动有重要意义。不过五色之风配属五虫，各主五脏之病，这是联系五行五脏辨证，附会了个人"虫毒"概念的写法。

吴正石：你点到实处了。古书难读，要求我们去粗取精，去伪存真，不思考不行。

第六节 漫谈《解围元薮》之六

原文：

受病所在经络先中于手太阳、足阳明胃经，其次延及手足太阴，不发病者何也？盖肺主皮毛，而遇风寒，足太阴脾主肌肉，而逢湿热，百骸流注。六经传遍，皆因三焦相火热甚制金，不能平肝木，肝独胜而生风，故相克侮，以致肺金脾土皆亏，风热寒湿诸毒化生九虫，钻啮脏腑。手阳明大肠之络，环交口，挟鼻孔，出于迎香，贯于齿缝，而下肺膈。足阳明胃之络，亦在鼻额，齿中而行，挟脐气冲，风气皆由出入，故先中焉。手太阴肺，其窍在鼻，主一身之皮毛。

足太阴脾，其窍在唇，主一身之肌肉，亦风气之门户，故风病多见唇鼻烂坏也。是以金燥而恶寒，土卑而忌湿，故寒热作也。风湿内扇，诸火皆动，金气有亏，木无所制，木旺而侮土，脾乃受伤，而肺无滋养，子母俱弱，则风木独旺，心火炎，炎血热妄行，其所积秽恶邪毒，风湿火相扇，化生九虫，吃蚀脏腑，则为癫风。食肝毛脱，食肺鼻崩，食脾声变，食肾耳鸣，食筋节解，食肉痛痒，食皮顽裂，食脂起，食心而死。《内经》备言肠胃为市，无物不受，无物不包。饮食不谨，朝伤暮损，积久成热，湿热相积，诸般奇虫，各从五行之气而化生，亦如腐肉生蛆，腐草化萤之理。《外台秘要》载有九虫，食人脏腑。

吴正石：今天我们继续来看《解围元薮》，该书卷一讲病因，卷二讲病种，然后是方药。应当说这本书在病因病机方面的解说有一定科学性，认识到了麻风这类皮肤病是虫毒（病原体），有传染性、遗传性，然而作者所搜集资料驳杂，难以解释的地方也联系了一些神怪之说，这部分老朽作为临床医生难以去考证、阐明"七煞"之类与疾病具体的对应关系；而作者为追求文采，后面病种可能有拆解加塞硬凑三十六风之数，也有牵强附会的嫌疑，大家要辨证地去看，结合临床去分析，去粗取精，去伪存真。

梁江：吴老过谦了，原本就是两个临床医生闲暇时联系所见，粗谈一本关注较少的书，不是专业训诂作注，提出观点，笑骂由人而已。您愿意分享近60年的临床经验，不乏大巧不工的妙着，已经难能可贵。而且个人觉得本书作者可能并不一定是医林绝顶高人（确实没见他自己的病案），但肯定是个热心人，那时候又没个互联网容易查，全靠到处游走访问和书信往来，成书必然充满艰辛，不足之处难免。

吴正石：是的，所以古代医书难读，但也不能不读。

梁江：那我接着读了，今天我们的主题是讲风癞的循经传变。"受病所在经络，先中于手太阳、足阳明胃经，其次延及手足太阴，不发病者何也？"

吴正石：这是讲疾病在经络方面的传变了，先是手太阳，足阳明再到手足太阴。

梁江：但这个和"温邪上受，首先犯肺，逆传心包"不一样啊。

吴正石：是的，由胃经传肝经，肝病则生风，外风引发内风，再导致内脏虚损，即"肝独胜而生风，相克侮，以致肺金脾土皆亏"，时时对应病名"疠风""麻风""风癞"。

梁江：而且紧接着说了手足之络的循行，强调病邪是由口鼻进犯的，又强调了气冲这个穴位"风气皆由出入"。而后病邪传到脾经，"窍在唇，主一身之肌肉"所以麻风一病损伤口唇四肢。

吴正石：他以病邪侵犯经络顺序解释麻风易于毁容，造成"狮面"。而后，木克脾土，土虚不能生金，所以母病及子，肺主皮毛，皮肤毛发受损。肝木旺则心火旺，所以心火炎上；加上脾土虚生湿；肝木旺生内风，风、湿、热三邪就导致内脏受损，各种症状出现。

梁江：原文中是"风湿火相扇，化生九虫，吃蚀脏腑，则为癞风"，并不一定是九种虫，可能是以九言多，说脏腑受损症状很多，很杂，"虫"是代指恶毒难治的病邪吧。很形象，比如"食筋节解"，筋膜受损，关节解离松弛，运动不能自如了。

吴正石：他特意引用了《黄帝内经》的观点，"肠胃为市，无物不受，无物不包，饮食不谨，朝伤暮损，积久成热，湿热相积，诸般奇虫。"可见脾胃受损，百病俱生。

第七节　漫谈《解围元薮》之七

《解围元薮》原文：

《外台秘要》载有九虫，食人脏腑：一曰伏虫，长四寸许，为诸虫之首。二曰蛔虫，长尺许，人常生之，多则贯心杀人。三曰白虫，长四五尺，子母相生，情势转大，亦能杀人。四曰肉虫，食人之肉，令人烦闷。五曰肺虫，其状如蚕，令人咳嗽。六曰蝟虫，状如蛤蟆，令人呕吐，逆善哕。七曰弱虫，又名肠虫，状如瓜瓣，令人多吐。八曰赤虫，状如生肉，令人肠鸣。九曰蛲虫，状如菜虫，形至微细，居广肠内，即胴肠也，多即为痔，甚则为漏，剧则为风疬。因人疮处已发，痈疽癣，疥齲蚀。若元气壮实，未为大害，稍有虚损，遂侵蚀随之。其虫动而变生多病，如噎喧、痨瘵、癫风、蛊胀之类。又有鼠、应声虫奇怪之类，未易悉举，虫之为害大矣哉。

中于手少阴，面目舌赤，翕翕然发热，喑不能言，久乃生虫，蚀心则足底穿，膝虚肿，浑身溃烂，涎脓腥秽者，荣血先死矣。

舌乃心之苗，君火妄动，必舌枯无津液也。火气燥金，故音哑而发热。虚火下流，热毒注肾，直出涌泉，故肿痛，循膝节而至足底穿烂，无可救疗。心主血，火炎内犯，则浑身肿腐，皮肉伤残，不能聚敛。毒入于心，血泛无制，七年不治。中于足厥阴，面目多青，恶风自汗，左胁偏痛，久乃生虫，蚀肝则眉发焦，满身生黑斑。若指肿挛瘰堕折者，筋死矣。

梁江：继续讲传变，同时探讨您的临床经验。古人确实观察到一些寄生虫相关疾病的症状，但限于当时的研究手段，一些传染性疾病也被他们认为是和虫有关的，这是误解了，上文九种虫确实比较难讲，说是寄生虫吧，确实有些名字，描述和现在所见相似，如"肉虫，食人之肉，令人烦闷""蛲虫，状如菜虫，形至微细"，有点像绦虫了，但有的描述匪夷所思，蛔虫确有令人呕吐的，但长得哪里像蛤蟆呢？可这就是您前面所说的牵强附会，或者道听途说，以讹传讹了。

吴正石：还有应声虫之类，更离奇了。总之这部分我们了解麻风，疠风经络传变引起的症状很多，波及系统很广就行了。但事实上也隐含了一些寄生虫导致的疾病表现。古人也是人，技术条件导致所见有限，臆测联想难免有荒谬之处，可以理解。

梁江：这一段中我比较感兴趣的文字是"九曰蛲虫，状如菜虫，形至微细，居广肠内，即胴肠也，多即为痔，甚则为漏，剧则为风疠"。"胴肠"指大肠，"漏"指瘘管；后面的风疠，就有点像肠风下血。正好请教一下您，顽固的溃疡性结肠炎，大便下脓血，您有经验应对吗？

吴正石：经验不多，治疗过几个。病灶主要在升结肠，表现为腹痛、腹泻反复不愈。我是用乌梅丸加逍遥散（治疗的），六经辨证无证可辨就考虑厥阴的乌梅丸证了，还取得了不错的疗效。但身体阳虚才用细辛，气阴两虚则不用细辛。乌梅可收敛止泻，但注意有胃溃疡时就不要用，避免酸性刺激；萎缩性胃炎反而可以用，所以说胃镜和病理检查是有指导意义的，延伸了我们的望诊范围。我们对溃疡性结肠炎湿热证初期以清热除湿凉血为主，但后期为修复黏膜，可以用首乌藤、当归、白芍养血。

梁江：后面是传到手少阴，下肢溃疡渗液，病入血分了："面目舌赤，翕翕然发热，喑不能言，久乃生虫，蚀心则足底穿，膝虚肿，浑身溃烂，涎脓腥秽者，荣血先死矣。"

吴正石：这种情况出现要托里消毒生肌才行。

梁江：下面继续讲症状表现和脏腑的相关性，"舌乃心之苗，君火妄动，必舌枯无津液也"，这让我想起常见的风湿科里的口腔阿弗他溃疡，得这类病的人可能最开始进食辛辣食物时才诱发，长期熬夜或精神压力大以后怎么清淡饮食都减少不了发作了。

吴正石：说到关键了，口舌生疮责之心火，实则与脾胃之火相关，情志郁积也可诱发肝火上炎，所以一定要宁心养神，宁心安神的关键在于要规范睡眠时间，忌熬夜，高质量睡眠本身就是良药，但睡眠经常受情志影响，所以清心养血安神的同时要重视疏肝健脾。实际临床上我观察到长期睡眠障碍口舌生疮的人，大便要么干结要么稀溏，很少正常，妄用苦寒是不对的，所以要疏肝调达情志，健运脾胃湿热之邪才能根除。

梁江：所以您的套路就来了，一般疏肝就用青皮、延胡索、预知子；理气健脾就用香橼、佛手；安眠就用酸枣仁、首乌藤、合欢皮了。

吴正石：哈哈，这是真谛，孺子可教也。口舌生疮阿弗他溃疡的人多半神经质，情绪不稳定，睡眠饮食也差，恶性循环，为打断这个恶性循环必须健脾疏肝理气，养血安神，所以要这么用。

梁江：我这个是学来就用了的，但是，最近发现一个问题，一些刚生了二胎的女性，带孩子烦心事情多，睡得越来越晚，最后就失眠了，我按疏肝解郁加养血安神方药来治疗，适当加点白术健脾，结果患者反映："吃你的药睡眠确实有改善，但现在是睡不醒了，老想睡。"是安神药不该用了吗？还是身体要求补以前的亏欠的睡眠？

吴正石：这是脾阳不振引起的思睡，产后血虚，但脾阳不振，药食不能被吸收发挥作用，你给她用上怀山药、白术、黄芪振奋脾阳，补血补气的药就能被吸收，气血能灌注四肢，自然就精神了。这个就是李东垣的精髓了。

梁江：哦。我以前惯用黄芪桂枝五物汤去振奋阳气。

吴正石：这个汤头可以，但桂枝要谨慎，桂枝发汗，产后血虚多汗，火上浇油啊。以前在农村常碰见产后几个月大汗淋漓的女性，重用黄芪、浮小麦、太子参浓煎能收汗，再加防风以祛风，这些药不会影响喂奶，很有效的。当然，实在阳虚的，可以用淫羊藿以温阳，且该药发散力不强。

梁江：延伸开来确实有很多可探讨。接下来"虚火下流，热毒注肾，直出涌泉，故肿痛，循膝节而至足底穿烂，无可救疗"，这个足底穿烂是类似于糖尿病足那样难治性的溃疡吗？

吴正石：麻风病后期临床表现有一种称为"脱跟"，足跟溃烂毁形。那个部位是少气少血经行之处，伤口难以愈合。现在常见的糖尿病足、痛风足、血管炎均可参照这个治疗，但可能需要外科手术帮助。

第八节　漫谈《解围元薮》之八

原文：

　　木泛形色于外，肝气已败，湿土无制，故恶寒、自汗，其络循阴器，布胁肋，上入颃颡，肝脉见左关，故左胁偏痛，眉发焦脱者，血不滋养，气不充润，如木无水灌而枝萎叶落也。生黑斑者，乃肾水泛上也。指屈趾烂者，如木朽、根枝死也。瘰挛者，正谓肝木干枯也。肝病多痒痛，风木动摇故也。三年成大患，筋死不荣，为病已剧。中于足太阴，四肢急惰，皮肉瞤动，身体虚黄，久乃生虫，蚀脾则音哑肤瘰。若麻木不仁者，皮死矣。脾络注心循臂，故四肢倦。土败不能安堵，故肉动振跳也。气弱不磨谷食，故急惰不思食味，或食息则四肢不收。血液阻涸，不能周济，故哑而瘰。脾属土恶湿，其气既败，不能运动矣，故发麻木。然麻乃不仁与平常皮肉不同，按之如隔一纸。木乃肉内唧唧然，不知痛痒而酸楚之至也。盖麻是气虚木是湿痰、死血为病。既麻又木，乃气虚湿聚，血络枯涸，昼夜不行，绝不充润于皮肤也。经言湿生痰，痰生热，热生风。丹溪云：湿热必生风，风甚则生虫。正如腐草化萤，湿热之气乘风也病患于脾，则肿胀多水，非是湿热生风。因有湿热在内，则风乘隙而入也。六载病成，十五年不治。

　　中于手太阴，面颊浮白，口燥喘急，久则生虫蚀肺，则鼻梁崩塌。若眼断、唇翻、失音者不治，乃骨死矣。金性燥，故口干。火热煽之，故发声喘急。其窍在鼻，虫蚀肺，故山根崩折，剧则鼻柱烂落。金败不能生水，肾气必虚，故目暗干枯，皮急坍而吐。痰气泛漫于脾中，故唇厚而翻。热气聚于会厌，故失音声也，如金器碎则无音律。骨属金，故髓枯而骨死。病入肺经，皮枯不仁，三年之后难治。

梁江：下面"木泛形色于外，肝气已败……三年成大患，筋死不荣，为病已剧"主要讲肝经中病表现，"颃颡"一词指的是鼻咽部，从"眉发焦脱者，血不滋养，气不充润，如木无水灌而枝萎叶落也"一句可知眉毛头发脱落是气血不足，所以脱发要养肝血。

吴正石：对，"生黑斑者，乃肾水泛上也"，所以我治疗女性黄褐斑要补肾、祛湿、健脾。这一段主要是讲肝受邪之后的筋脉爪甲不荣的各种表现。

梁江：接下来是"中于足太阴，四肢怠惰"，脾主运化，又主四肢肌肉，所以受邪以后是以食欲不振、面黄肌瘦、四肢乏力表现为主，影响到皮肤而出现麻木。

吴正石：由此可见，四肢麻木不一定是脑病的中风中经络，也可以是气血不足无以濡养四肢，所以益气养血可以改善。

梁江：有道理！这一段总概，后面详细叙述病机。"盖麻是气虚木是湿痰、死血为病"这一句写得很明白，您临床上遇见肢体麻木的患者，治疗经常用黄芪是为益气，配僵蚕是为祛风痰，对吧？

吴正石：是的，补充一点，补气儿童用太子参，清灵不滋腻，但弱了些；成年人、老年人就用黄芪，补气效力强些。但不要用党参，党参稍微滋腻，性沉降，有一点影响脾胃运化。

或者是营养过剩的情况，不用补气，干脆用怀山药、扁豆、神曲，益气弱但运脾强，补脾不如运脾嘛。

梁江："湿热必生风，风甚则生虫。正如腐草化萤，湿热之气乘风也病患于脾"这几句是讲脾不运湿，可资生湿热邪气，热极化而生风。

吴正石：这种情况可用徐长卿，祛风除湿解诸毒，且不伤胃，对于肺热喘嗽也有作用，不局限于肢体关节酸痛。

梁江：接下来是讲到了土不生金，湿热上炎，肺金受损，尤其是鼻的损害是麻风这类疾病的典型特征。

吴正石：这里衍生开来讲下，有些患者鼻子偏红，像酒渣鼻。这是湿热上炎肺络，木火刑金，治用生石决明、珍珠母重镇肝阳；火郁发之，连翘、金银花祛风散热；苍耳子、辛夷花宣散通鼻窍；地骨皮、牡丹皮清血中之热，这个方对这类酒渣鼻有效。如果是木火刑金咳嗽，就要用青黛。

梁江：如果是面部红斑的系统性红斑狼疮也可以从这个角度入手吗？

吴正石：对的，你都会举一反三了，很好。我正巧最近一个月治好一位女教师的面部典型蝶形红斑，她是确诊的系统性红斑狼疮，就是用这个思路。

梁江：这是很新颖的思路啊，以前我只知道用犀角地黄汤。

吴正石：还没有热入营血的那些表现，犀角地黄汤太寒凉了，容易冰伏邪气。可以先在银翘散基础上按前述加减，透热转气，宣散风热，适当清热凉血就行，瘙痒可以加白鲜皮、地肤子。不过话说回来，水牛角作代用品使犀角地黄汤的威力大打折扣了，其实这个经典方剂以前很多人用来治疗白血病的。

梁江：又受启发了。谢谢。

第九节 漫谈《解围元薮》之九

原文：

中于足少阴，面耳黧晦，腰脊引痛，小腹隐隐不利，久则生虫蚀肾，则耳鸣啾啾，沿股生疮，或痒或痛。若割切不知痛者，肉死矣。肾水泛上，故变色，或灰或黑。耳乃肾之窍，水枯精乏，故耳热生疮。腰脊引痛者，虚极也。津液既绝，为病酸麻不知痛痒。肾邪最速，一年即成大患矣。

中于足阳明，额多汗，膈塞不通，餐寒则哕（音噎儃），久乃生虫蚀胃，散蛊周身，则皮痒浮游。若欸蒙，食减倦怠者，气死矣。胃络循于目之上下，故额多汗。脾胃气弱，五谷不消，膈臆填满，上逆呕吐。气血不通，皮肤自痒。神魂离散，臆满则欸不爽，肠气既败，疲倦恶食也。经云肠胃为市，无不包藏，热积于中，必泛形于外，胃腑受毒，势由虫瘅，肤体胀肿虚浮，二十年不治。

梁江：紧接着是中于足少阴，"面耳黧晦，腰脊引痛，小腹隐隐不利"，到这一步面色变黑了，下肢水肿、裆下溃烂都出现，甚至"割切不知痛"，越来越难治疗，死亡风险高。我最近也遇见一个病情稳定但面部、肢体皮肤发黑，嘴唇发白的狼疮患者，4个月身孕，只能先食补养气血，产后再想办法。

吴正石：诸病穷必归肾。你们大学课堂主要侧重于强调补肾阳、肾气，但肾之阴精同样很重要，补肾精，我常效仿五子衍宗丸的方义用覆盆子、肉苁蓉填精，肉苁蓉补阳中之阴，但目前高质量质地柔软的肉苁蓉很难得了。

梁江：接下来是中于足阳明，与脾胃密切相关，出现的症候"皮痒浮游""五谷不消，膈臆填满，上逆呕吐"，病因是脾胃不运化导致湿热内蕴，即"热积于中，必泛形于外，胃腑受毒，势由虫瘴，肤体胀肿虚浮"。因此，调理脾胃肠道可以治疗肌肤之疾，是顺理成章的，这和免疫治疗方面的研究热点肠道菌群调节有相通之处。临床上对于肠胃胀气或肢体浮肿不适，您喜欢用大腹皮是吧。

吴正石：你观察很仔细。大腹皮是好药啊，腹部利水消肿很好用，配合木香行气更佳，儿童腹胀不思饮食，神曲、麦芽无效，用大腹皮就可以很快奏效，还是消积运脾。至于肢体浮肿，五皮饮中重用茯苓皮利水消肿最好。

梁江：风癞脏腑六经中病讲完了。个人觉得应该小结一下了。

吴正石：只是泛泛而谈一家之言而已。不过风癞中邪确实有其特点，古人认为是虫，认识到了传染性、遗传性，但附会了一些传说。六经脏腑传变是先中于手太阳、足阳明胃经，其次延及手足太阴，事实上也强调了脾胃肺肾易于受邪，致病特点各有不同，中脾胃是阳热偏盛，易于化风；肺肾则是伤阴精较多，易于生疽溃烂，脏腑精气耗竭。结合你的专科和我的临床所见进行了抛砖引玉式的闲谈，接受大家批评指正。

梁江：就不再说您刻意谦虚了，希望这几篇内容面世以后有更多的高手帮我们解惑，教我们更好地读古代的书，治现在的病。

第十节　漫谈《解围元薮》之十

原文：

癞风之害根于六淫中，于六部发为六邪，部各六种，症名三十有六。六淫，即风、寒、暑、湿、燥、火，乃天地六欲不正之气也。六部，即心、肝、脾、肺、肾、胃也。六邪，即痛、痒、麻、烂、胀、愈之六病也。胃居脾之下，为受盛之司，藏纳五味，故多受毒与五脏同。风癞异名，六部每各六种，故有六六三十六件，由八八有六十四卦也。

天时毒气，脏腑混淆，互伤舛迕，变症源当。然肺病则痛，胃病则痒，肾病则麻，心病则烂，肝病则挛，脾病则脓。

金之气燥，故作痛。土之气湿，遇阳乘之，则为沙尘，故痒。遇阴乘之为泥淤，则软水之气寒，阳荡之则麻，阴凝之则木，皆不知痛痒也。君相二火，能败诸物溃烂。风木之性，动摇牵引，缩伸为挛，其五脏六腑，荣卫肺络，充贯人身，联系相继，淫邪中人，则周身沿蠹，岂有止于一脏而别经不伤之理？其先中之经络与后中者，在轻重之间耳，但一脏受病则余脏难免其伤。且如麻木、肾病也，殊不知麻乃风气乘之，木乃湿兼寒也。外虽不知痛痒，而骨肉间反知痛痒者，乃肾病重而肺病轻也。麻而软痿无力者，脾肾相殊也。麻而足长短手挛者，水不滋木肝受病也。麻而溃烂者，水火不相济，上犯于心也。又痛乃肺病，如痛久而瘫者，母不能顾子，脾气害也。痛而麻木者，母弱难扶其子，肾气亏而受毒也。痛而觉痒，搔之则痛极难忍者，胃气虚而毒瓦斯入深也。痛而溃烂者，肺不能生水以制火，而金火相刑也。余可以此例推。

感于不测，贮于无稽，曰癫曰风，异种类聚。

吴正石：六经之后讲六淫，"癫风之害根于六淫中，于六部发为六邪，部各六种，症名三十有六。"说得义正辞严，你看看能品出什么味道。

梁江：他提六淫，很熟悉；他说六邪，痛、痒、麻、烂、胀、愈六个症状，我觉得也OK；他说六部是五脏加上胃，这个我就觉得不太好接受了。难道重视中土，划分阴土为胃，阳土为脾，好像"双核处理器"一样？至于后面就更觉得是无巧不成书，都联系上八卦了："风癫异名，六部每各六种，故有六六三十六件，由八八有六十四卦也。"

吴正石：有批判精神，何不再直白一点？

梁江：凑数？显文采？

吴正石：有这么点意思哈，古人写书也要求四平八稳有理有据，引经据典最好的来源就是四书五经，以免被人驳斥。但我想这里不拉三焦进来可能是三焦难解释怎么起内风，脾胃可导致阴虚生风，可以湿热化风流注肌肤，不过可能同行另有高见，这个问题可以放一放。

梁江：后面提到"然肺病则痛，胃病则痒，肾病则麻，心病则烂，肝病则挛，脾病则脓。"可能这里是互文，不能按字面一一对应理解，其实肺病也可以出现麻痒啊，肺主皮毛嘛，脾病则痛可能更合理些——脾脏异常可以内生湿热阻滞经络，不通则痛；可以脾不散精，肢体不荣则痛。

吴正石：我同意你的分析。下面作者又有详细的阐释，我觉得这句话写得很好、很有深意："阳荡之则麻，阴凝之则木，皆不知痛痒也。"

梁江：这个意思是阳邪兴起震荡于表就会麻，阴邪凝滞束缚体表就会有迟钝如"木"（无知觉），两者有不同，却都不知道疼痛瘙痒？我参考了一点徐文兵写的《字里藏医》的意思进行解释。

吴正石：对的。那本书有机会我找来也看看。

梁江："且如麻木，肾病也，殊不知麻乃风气乘之，木乃湿兼寒也。外虽不知痛痒，而骨肉间反知痛痒者，乃肾病重而肺病轻也。麻而软痿无力者，脾肾相殊也。麻而足长短手挛者，水不滋木肝受病也。"这一段主要是阐释麻这个症状，看似在体表，实际和肾、肝、肺经相关，所以就可以推理出肢体麻而痿软的要健脾补肾；伴有拘挛的，要滋补肝肾（滋水涵木），道理明白了，治法就出来了，选药组方就有了方针。

吴正石：不错。"麻而溃烂者，水火不相济，上犯于心也。又痛乃肺病，如痛久而瘫者，母不能顾子，脾气害也。痛而麻木者，母弱难扶其子，肾气亏而受毒也。痛而觉痒，搔之则痛极难忍者，胃气虚而毒瓦斯入深也。痛而溃烂者，肺不能生水以制火，而金火相刑也。"这一段中，溃烂属于疮疡，如《黄帝内经》所云"诸痛疮疡，皆属于心"，是指君相火旺，所以治法要泻心火，清热解毒。风癫表现在皮肤上，肺主皮毛，皮肤肌表疼痛也要从肺入手，所以我临床上习惯用丝瓜络、桔梗、杏仁作为引经药。

梁江：在肺系疾病中，表现为皮肤疼痛症状的"核心病灶"，通过五脏相生的关系，解释了痛久而瘫是肺病累及脾脏，脾气受害，土不生金，所以痛而瘫。所以治疗时要脾肺兼顾，补益脾气，疏通肺络。

吴正石：所以中医的悟性表现就是在于能否举一反三，推而广之。痛而麻，是金水不能相生，要注意滋养肾阴；痛而痒，是胃气虚湿热毒重，也要通降胃气，清热祛湿，古人对症状的观察细致入微，不是只会用虫类活血化瘀祛风这么简单。这一段前面讲六经中邪的不同表现，接下来就要联系脏腑相关的生克制化，算是总结与联系发挥。

梁江：一直觉得六经辨证和中药引经报使是精准医疗、靶向用药思维的雏形，要好好继承发扬。作者总结"风之为病，惟在心、肝、脾、肺、肾、胃之六经受邪，其余六经不能容受，不被所伤，无所干犯，故风疠不由此而起"他还是最终落实到脏腑上去，风邪袭表，循经内传脏腑，所以阻断病邪还是要保卫脏腑。"况肺之窍在鼻，气从而入，脾之窍在唇，味从而入病始之由多是气味之感，故先见于皮毛之间"还是再次强调风癞这类疾病是由口鼻传染的，所以先伤肺、脾、胃，但日久伤心、肝、肾。

吴正石：对，你总结得很好。六种邪气到不同经络脏腑，有其不同的代表性证候特点——当然，为达到形式上的完美，与《易经》呼应，他依照《诸病源候论》分三十六种病名，当中必然有确实独具特色的证候，可单列病名，但必然也有生拉硬拽、牵强拆分证候再行组装的病名。作为临床医生，我们通览一遍，对照临床，取其分类原则和辨证论治的精髓就好。

第五部分

医论医话

第一节　内服方药的运用规律（药对）

1. 连翘与银花

连翘与银花配伍，取吴鞠通银翘散之意。金（山）银花味微苦、辛，性寒，功擅清热解毒，疏散风热；连翘味苦、微辛、性寒，功用清热解毒，消痈散结，疏散风热，能托毒外出，两者均属上焦要药，既能疏散风热，清热解毒，又可辟秽化浊，对治疗白塞病之口腔溃疡、生殖器溃疡及眼部症状均有良好疗效。其他如各种皮肤病、外感疾病也均有很好的疗效。

2. 杏仁与桔梗

杏仁与桔梗相配伍，均入肺经，吴老常用此作舟楫之药，取"肺主皮毛"之意，治疗皮肤病变（包括假毛囊炎、皮肤溃疡等）。"肺主一身之气"，通过此两药调畅一身之气机，可治肺气不利导致的咳嗽、哮喘；肝气不舒之胁痛；便秘、月经不调等。

3. 生地黄与牡丹皮

生地黄味甘性寒，功效清热凉血，滋阴生津；牡丹皮味苦、辛，性微寒，可清热凉血，活血散瘀，清虚热。二药相用，甘寒相济，滋阴清热，且取牡丹皮之"泻下"作用可防止生地黄太过滋腻，尤适用于阴虚血热证。

4. 怀山药与白扁豆

怀山药与白扁豆配伍，山药味甘性平，功用补脾肺肾气、益脾肺肾阴；白扁豆甘微温，能健脾化湿和中。二者相须为用，气阴双补，共健脾胃，化湿止泻，主治病程后期脾胃虚弱、食少纳呆，是以顾护脾胃；还能治疗痿证，是取"脾主肌肉"之意。

5. 芦根、石斛、知母

知母性寒，味苦、甘，归肺经、胃、肾经，可以清热泻火、生津润燥，属清热药下属分类的清热泻火药；芦根性寒，味甘，归肺、胃经，能清热生津，除烦止呕，利尿；石斛性微寒，味甘，归胃、肾经。三药相配伍，用于治疗各种阴伤津亏、口干烦渴、食少干呕、病后虚热、目暗不明；热病烦渴、胃热呕哕、肺热咳嗽、肺痈吐脓、热淋涩痛；太阴温病、口渴甚、吐白沫黏滞不快等。

6. 覆盆子与益智仁

益智仁性味辛、温，归脾、肾两经，具有温脾暖肾、固气涩精的功效；覆盆子性温，味甘、酸，归肝、肾、膀胱经，具有益肾固精缩尿、养肝明目的功效。益智仁与覆盆子都具有温补固摄、固精缩尿的功效。两药合用，通过补肾阳、固肾气的作用，加强肾的气化与膀胱开阖的功能，从而达到温补肾阳、固精缩尿的功效。《得配本草》曰："（覆盆子）得益智仁，治小便频数。"吴老在临证中发现，凡是由于肾虚不固导致的尿频遗尿、遗精滑精等，每每用之，收效甚佳，有"缩泉丸"之效。

7. 神曲与麦芽

神曲性温，味甘、辛，归脾、胃经、有消食化积、健脾和胃的作用；麦芽性平，味甘，归脾、胃经，有行气消食、健脾开胃、退乳消胀的作用。两药共同点是均有消食和中之功，均治疗饮食积滞、消化不良等。神曲消导力较强，消食兼能解表，多用于食积兼外感表邪者，并能助金石药物的消化吸收。麦芽善消米、面、薯、芋等淀粉类食积，又能回乳，用于妇女断乳或乳汁淤积、乳房胀痛等。

8. 蚕砂与丝瓜络

蚕砂味甘、辛，性温，归肝、脾、胃经，功能祛风湿、舒筋活络、化湿；丝瓜络甘平，能祛风通络，解毒化湿热。吴老运用二药相配治疗反复口腔溃疡（阿弗他溃疡）、接触性唇炎（唇风），临证取得良好效果。

9. 预知子与延胡索

预知子性寒，味苦，归肝、胆、胃、膀胱经，具有疏肝理气、活血止痛、除烦利尿的作用；延胡索性温，味辛、苦，归肝、脾经，能活血散瘀、理气止痛。两药都属活血化瘀药下分类的活血止痛药，又属于理气药，吴老常用两药配伍治疗肝胃气痛和气滞血瘀之痛，以及胃热不思食、腰痛、胁痛、疝气、痛经、子宫下垂、烦渴、输尿管结石、经闭、癥瘕、产后瘀阻、跌扑损伤等各种气滞血瘀之证。

10. 苍耳子与辛夷

苍耳子与辛夷配伍，入肺胃经，二者药性温和疏达。苍耳主入肺经，上通窍顶；辛夷入肺经散肺部风邪而宣通鼻窍，入胃经能引胃中清阳之气，上达头脑以止头痛。两药相合，可宣通鼻窍，散寒解表，治疗风寒、鼻渊引起的头痛、眩晕。吴老临证中除用于宣通鼻窍外，还将二者用于通脑窍以治头面部疾病。

11. 生石决明与生珍珠母

生石决明、珍珠母属平抑肝阳药，具有平肝潜阳、清肝明目之效，二相配伍，可治疗肝阳上亢的头晕、目眩。西医学研究发现二者配伍再加夏枯草可用治高血压。

12. 刺蒺藜与僵蚕

刺蒺藜与僵蚕均有祛风之功，刺蒺藜味苦、辛，性平，平抑肝阳，祛风止痒；僵蚕性平，归肝肺经，可息风止痉，祛风通络。二者共用，量效力专，祛风止痒，用于治疗外风所致的风疹瘙痒、内风所致的惊风等。

13. 冬葵子与鱼脑石

冬葵子味甘性寒，甘寒滑利，善通利水道，利水消肿；鱼脑石性寒，《本草纲目》言其具有清热祛瘀、通淋利尿、收敛解毒之效，二者配伍，可加强通淋作用，促进结石排出。

14. 当归与白芍

当归味甘，性平偏温，具有补血活血、止痛之效，是补血的圣药，善调经又善止痛；白芍味苦微酸，性微寒，可养血调经，柔肝止痛，平抑肝阳。二药相配，一方面可补血调经，治疗月经不调、血虚诸证；另一方面可补血柔肝止痛，治疗胁痛、腹痛、四肢挛痛、血虚所致头痛等，还可治因血虚引起的皮肤瘙痒等症。

15. 黄芪与白术

黄芪配伍白术，同类相配，二者皆为甘温之品，黄芪入脾肺经，白术入肺胃经，二者合用，可补脾益气，固表止汗，兼燥湿。不论寒热虚实，均可用之。

16. 茯苓皮与玉米须

茯苓皮与玉米须同属利水消肿药，药性平和，茯苓皮长于行皮肤水湿，多用来治皮肤水肿；玉米须长于利水消肿、通淋，用来治水肿小便不利及湿热淋证，又善利湿退黄。两药相配，专去皮里膜外之水湿，能消肾性水肿、心源性水肿、内分泌性水肿等。西医学研究发现，茯苓皮可抗过敏。

17. 忍冬藤、桑枝、伸筋草

忍冬藤味甘，性寒，归肺、胃经，功能清热解毒，疏风通络；桑枝味微苦，性平，归肺、肾经，有祛风湿、利关节的作用；伸筋草微苦、辛，归肝、脾、肾经，有祛风寒、除湿消肿、舒筋活络的作用。三药合用常用治温病发热、热毒血痢、痈肿疮疡、风湿热痹、关节红肿痛；还常用于风寒湿痹、关节酸痛、皮肤麻木、四肢软弱、水肿、跌打损伤等。

18. 蝉蜕与钩藤

蝉蜕味甘，性寒，归肺、肝经，有散风除热、利咽透疹、解痉、退翳的作用，属解表药下属分类的辛凉解表药，用治风热感冒、咽痛、音哑、麻疹不透、风疹瘙痒、目赤翳障、惊风抽搐、破伤风等。钩藤味甘，性凉，归肝、心包经，功能清热平肝，息风定惊，属平肝息风药下属分类的息风止痉药。用治头痛眩晕、惊厥抽搐、妊娠子痫及高血压病、小儿惊风、失眠等。

19. 独活与桑寄生

独活祛风除湿，痛痹止痛；桑寄生祛风湿，强肝肾，强筋骨。二药合用，可用于治疗痹病日久正虚，腰膝酸软，关节屈伸不利，筋骨无力者。

20. 炒酸枣仁、茯神、远志

吴老注重安神，认为安神在整个治疗过程中起到了关键作用。炒酸枣仁味甘、酸，性平，具有养心补肝、宁心安神的作用，是养心安神的要药；茯神味甘、淡，性平，可宁心安神；远志味苦、辛，性温，可交通心肾，安神益智。三者共用，辛开苦降，宁心安神。

21. 石斛与芦根

石斛味甘，性微寒，归胃、肾经，有益胃生津、滋阴清热之功效。芦根味甘，性寒，归肺、胃经，能清热生津、除烦止呕、利尿。两药都属于清热药下分类的清热泻火药，配伍能清胃生津止呕。可治疗胃热炽盛型急性胃肠炎；阴伤津亏、口干烦渴、食少干呕、病后虚热、目暗不明、热病烦渴、胃热呕哕、肺热咳嗽、肺痈吐脓、热淋涩痛；太阴温病、口渴甚、吐白沫黏滞不快等。

22. 全蝎与蜈蚣

全蝎与蜈蚣相须为用，两者均能息风镇痉，攻毒散结，通络止痛。吴老常用于治疗中风之口眼歪斜、痉挛或风湿顽痹、顽固性头痛、带状疱疹后遗神经痛、癫痫、精神分裂症等。

23. 三棱与莪术

三棱与莪术均能破血行气，消积止痛。三棱偏于破血，莪术偏于破气，二者相须为用，破血行气之功更甚，可用于治疗血瘀气滞诸证及食积气滞之证。

24. 黄芩、黄连、黄柏

黄芩、黄连、黄柏皆为苦寒之品，其中黄芩偏于清上焦湿热及肺火，还可泻火止血；黄连擅清中焦湿热及心胃之火；黄柏擅清下焦湿热，为治湿热下注之带下、淋浊、黄疸及足膝肿痛等证的良药。三者相须为用，取其清热燥湿、泻火解毒之功，用于治疗湿热诸证及火毒之证。

25. 桃仁与红花

桃仁与红花常相须为用。其中桃仁甘苦性平质润，长于破瘀生新，润肠通便。而红花辛散温通，可治疗斑疹紫暗，二者共用可活血通经，用于治疗血瘀诸证。

26. 萆薢与萹蓄

萆薢与萹蓄相配伍，萆薢苦平，入肾经，又善利湿而分清去浊，为治膏淋要药；萹蓄苦寒清降，入膀胱经，善清膀胱湿热而利尿通淋，为治湿热淋证的常用药。吴老把萆薢与萹蓄相配伍，取萆薢利湿、分清去浊之功，萹蓄利尿通淋之力，将二者合用，既可利尿通淋，又可清热，分清泄浊。

27. 杜仲与泽泻

杜仲甘温，入肝肾经，可补肝肾，强筋骨，亦可用于肝肾不足所致的头晕目眩（用于肾虚型高血压）；泽泻甘淡，性寒，归肾及膀胱经，有利水渗湿之功，吴老取其利水渗湿之意，用于治疗清阳不升的头晕目眩。二者合用，可用于降血压、利水消肿。

28. 羌活与独活

羌活与独活皆辛、苦、温，入肾、膀胱经，均可解表散寒，祛风除湿，止痛。但羌活主治上半身风湿痹痛，独活主治下半身风湿痹痛，二者合用，可加强解表及祛风湿、止痹痛之力。

29. 地榆炭、藕节炭、大蓟炭、侧柏炭

地榆炭、藕节炭、大蓟炭、侧柏炭，四者皆有凉血止血之效，经炭化后，寒凉之性大除，而收敛止血之功增强，使血止而不伤正。用于各种出血性疾病，如崩漏、肌衄、鼻衄、齿衄、咯血等。

30. 制首乌与制黄精

制首乌补肝肾，益精血，乌须发，强筋骨；制黄精可补肾益精，乌须发。二者配伍，久服可乌须发、补肾益精。还可用于顽固性皮肤病。

31. 紫菀与款冬花

紫菀与款冬花配伍，二者相须为用，紫菀善化痰，款冬花止咳，二者配伍，可润肺下气，消痰止咳。二者皆为温润之品，味辛苦而不燥，既可化痰，又可止咳。

32. 法半夏与陈皮

法半夏、陈皮入脾胃肺经，能燥湿化痰理气。法半夏长于燥湿而化痰，降胃气而止呕吐，为治寒痰、湿痰要药；陈皮芳香醒脾，作用温和，长于行脾气，理气又能燥湿。二者相合，辛开苦降，既能理气又能燥湿，还可调理脾胃。

33. 苦参与蛇床子

苦参味苦性寒，归心、肝、胃、大肠、膀胱经，可清热燥

湿，杀虫利尿；蛇床子辛、苦、温，可燥湿祛风，杀虫止痒，温肾壮阳。吴老将二药合用，作祛风之用，常用于皮肤类疾病及风邪为甚之疾，常用于荨麻疹、瘾疹等皮肤病。二药相配，特别适用于下焦瘙痒性疾病，如肛周湿疹、阴囊湿疹、外阴瘙痒、下肢皮肤瘙痒等。

34. 前胡与白前

白前辛、苦、微温，可降气化痰止咳，是治咳嗽降气要药；前胡苦、辛、微寒，入肺经，可降气化痰，散风清热。二者合用，解表止咳降气之功尤甚。

第二节　吴老常用特色药的鉴别、动物药的临床应用

一、徐长卿的鉴别

吴老在临证中除善用药对外，还对单味中药的应用、鉴别以及动物药的使用有独特的见解。如20世纪90年代《中国民族民间医药杂志》收录的吴老对徐长卿的鉴别与应用、动物药的临床应用等可予窥见。

徐长卿首见于《神农本草经》，是萝藦科牛皮消植物徐长卿的根茎。在沿海诸省如江苏、浙江，以及甘肃等地用根茎，其余各省都有用全草的习惯。本品除西藏以外，都有出产。

别名：鬼督邮、寮刁竹、逍遥竹、对叶莲、对叶草、九头

狮子草、竹叶细辛、对月草、山刁竹、土细辛。

主要形态描述：株高 60 ～ 100cm，独茎，有披针形至线形叶对生，叶纸质，灰绿色，干燥后往往纵向卷折，下部叶片易脱落，叶边缘有绒毛。根茎有节，长 0.3 ～ 30cm，圆柱形，根须状多弯曲丛生，空韧不易切断，有许多文献都说须根质脆易折断，这不确切，事实上比较坚韧，味微辛，有特殊香气，似牡丹皮根的气味，嚼之有麻舌感。

由于本味药有行气止痛、消肿止痒之功，疗效确切，日益被人们所重视，伪品也比较多见，所以鉴别是很有必要的。鬼督邮是及已的幼苗，比较易鉴别。贵州有对叶草，而且也是萝摩科植物，俗称侧花徐长卿，容易与本品相混淆，本品有毒，只能外用，不能用于内服，主要鉴别点在于花序不同，叶是椭圆形、肉质，花是腋生，所以比较容易鉴别，仅是名词侧花徐长卿易混淆。其他名种的混淆主要是同名或异名相似。徐长卿又称竹叶细辛，叶似竹叶，根部形态又似细辛，而且与细辛有相似的香味。有黄细辛，为马兜铃科长花细辛。二者在外形上确有易相混的伪品，狭叶柴胡是伞形植物，叶是互生，叶不是纸质，仅叶和茎有相似之处。还有石刁柏，茎长而软，叶呈丝状，有毒，为杀虫药，也易鉴别。前面提到的及已植物形态很不相同，是 4 叶，但都有鬼督邮同名俗称。

徐长卿的应用：行气止痛，通经活络，解毒消肿。对类风湿关节炎、跌打损伤、胃痛、牙痛、骨质增生、风湿水肿、皮肤痒疹、蛇虫咬伤、无名肿毒都有一定疗效，使用范围较广。我们在临床实践中常用独活寄生汤加徐长卿、嫩桑枝、银花藤、松节、竹节治疗四肢关节炎、关节疼痛，痛甚加鸡矢藤。

用当归、白芍、川芎、益母草、延胡索、徐长卿治疗痛经，如在经前疼痛则加五灵脂、茜草，在经期疼痛者重用徐长卿、天仙藤，经后腹痛加蒲黄、藕节。运用徐长卿加青礞石、紫石英、胆南星、天竺黄、龙骨、枳实治疗精神失常，哭笑无常、失眠、精神恍惚等症有效。对皮肤虫咬或无名肿毒常用徐长卿加独脚莲浸泡液外敷，疗效不错。对带状疱疹用连翘、金银花、半枝莲、独脚莲、地肤子、白鲜皮加徐长卿，对局部疼痛的减轻疗效很好。

在临床应用徐长卿时，吴老体会到徐长卿有改善人体反应的作用，对鼻塞、皮肤抓痒、皮肤划痕症有治疗效果。徐长卿还有类皮质激素作用，对无菌性炎症、特异性病毒病菌有效，将其应用在流行性感冒、菌痢、肠炎中都有良好作用。是一味很有前途、待开发的中药。但对阴虚者、有热者应慎用。

二、动物药的临床应用

各民族传统药物中有许多动物药，中医应用动物药有悠久历史和丰富经验，从动物种类上看有昆虫类、软体类、甲壳类、鱼类、两栖类、爬行类、鸟类、哺乳类等，就是说从天上飞的，地上爬的，水里游的都有，包罗万象。它是传统药物宝库中的一块瑰宝，是一朵奇葩。

动物药是血肉之品，有情之物。它与人体物质比较接近，也比较容易被人体吸收和利用。它的疗效往往是草木、矿石之类所不能比拟的，在临床上其疗效卓著，起到挽澜之功，在应用上往往一物多用，随着加工炮制不同，其功能也不同。例如：石决明生用是平肝息风之品，煅用则是收敛为主；蝼蛄去其头足翅，可以通利二便，而且消肿明显，如果不去其头足翅，反而能涩二便；水蛭、鸡内金生用比炙焙的功效大；鳖甲醋炒后的敛阴作用更强。这些情况在临床上往往不被注意，尤其条件差一些的医疗单位往往没有注意加工炮制，其实这是离开了传统医学的理论和特点，是没有继承中医药学的宝贵经验，为了提高动物药的疗效，克服盲目浪费，一定要在加工炮制方面努力发掘提高，使得既能继承传统加工方法，又要发扬科学技术的开发，使动物药的加工炮制技术进一步提高，以发挥其更大疗效。

动物药的应用举例如下。

1. 疏风解表

治表证时常用连翘、金银花等植物类解表药物；治风邪表证时，加桑叶、防风等。治咽喉痛痒时，可加蝉蜕，加强疏风解表利咽喉之功，这是其他植物药所不及的。

2. 祛湿化痰

一般植物药用瓜蒌仁、法半夏、陈皮等，在治疗慢性支气管炎痰多不易咳出，顿顿呛咳时常可选僵蚕一味，因干咳、顿咳往往与风痰有关，用僵蚕后可以起到明显的祛风化痰镇咳效果。

3. 追风止痛

痛痹和头风等症，常加全蝎、蜈蚣和地龙，因为疡痛在经，久痛入络。在活血化瘀诸药中加入全蝎、蜈蚣、地龙这些动物药，可以通络止痛，因这类药物都有性善走窜的特性，长于治风，以搜剔伏邪。

4. 息风清热

对于特殊高热病时，有些不是生石膏、知母能解决的，此时常选羚羊角、犀角（注：为珍稀保护动物，现临床常用水牛角代替），此类情况运用这些药物常能使疾病出现转机，转危为安，这是其他植物药、矿物药所不能代替的。

5. 攻坚破积

在治疗肝硬化病症时，吴老常配以甲珠、海蛤粉、瓦楞齿，尤以瓦楞齿一味平淡而化坚力量强，不易伤正，临床上每每起到良好的软坚化痞作用。

6. 行气通窍

在外伤止痛方面，吴老常选用九香虫一味，其药物易得，疗效尤著，又不伤正。通窍仅举一例，在治疗肾炎水肿时往往加入蟋蟀干一味，以通利膀胱，使一派逐水药如帆遇风吹，顺水而下。

7. 壮阳益肾

在治疗腰部外伤引起的双下肢病变或脊髓病变时，用鹿茸加猪髓，鹿茸昂贵，可用鹿角胶代替，也能收到良好的疗效。

8. 活血化瘀

在妇科方面，吴老治疗闭经、痛经等症常选用五灵脂，此药虽不宜服用，但效果甚佳。王清任的少腹逐瘀汤则用该药进行配伍，吴老以原方化裁治妇科闭经、痛经是很灵验的。

9. 补益阴阳

在诸虚之中唯阴阳为甚，一般要长期调养才能补之，如在补阳药中加羊睾丸，吴老在治疗男子病属阳虚者常选用羊睾丸入药同煎服。补阴时选用龟板胶，在治疗血小板减少方面可获得明显疗效。

10. 搜风解毒

吴老在治疗红斑狼疮时用乌梢蛇、白花蛇，对皮疹消退、四肢烦热可起到显著效果。在外症上常选全蝎、蜈蚣，可以提高清热解毒诸药的作用，起到控制渗出，缩短病程的作用。

鉴于目前传统中药学中的动物药选入不多，目前世界上植物有30万余种，选入中药的有1500余种，有的统计有3000余种不等，而动物有150万余种，但被选入传统中药的仅数百种，这表明动物药还有很大潜力可挖，研究动物药有广阔的前景，这给中医研究人员一个很好的研究课题，虽然目前这方面做了不少工作，如用狗骨代豹骨，用水牛角代犀角，在这方面还得靠临床工作者努力发掘。

动物药使用时一定得遵循传统中医学的理论，一定得辨证论治，不能脱离理论谈药物，否则难以提高疗效。

动物药在使用剂量上一定要注意，不要盲目加大用量，而且许多动物药都有双向作用，小剂量时有兴奋强壮止痛作用，而大剂量时反而出现镇静抑制作用。这方面经验比较多，可以请临床医师交流体会。

　　动物药是异性蛋白，而且有许多是含有毒素的，甚至比较剧烈，如斑蝥、蟾酥等，使用时一定要注意用法和用量，使用时应当谨慎，有许多中毒病例报道，如用斑蝥、蟾酥内服出了医疗事故，一定要引以为戒。

　　以上仅仅是动物药在临床应用中的体会，可能挂一漏万，希望大家多提意见，仅仅提出一个思路，希望动物药的使用更广泛、更系统。

第三节　中药煎服注意事项

一、汤剂的煎煮方法

　　吴老在临证中很重视中药的煎煮，在门诊时特别是对于首诊患者均认真交代煎煮方法。中药的临床疗效，除与剂型类别、药材的质量、药材的真假有关外，还与煎煮方法有着密切关系。因为汤剂是中医师在临床最常用的剂型，并且大多由患者及家属自行熬制，若煎煮不得其法，势必会影响其疗效与用药的安全。明代李时珍在《本草纲目》中云："凡服汤药，虽品物专精，修治如法，而煎药者卤莽造次，水火不良，火候失度，则药亦无功。"又有清代徐灵胎在《医学源流论》中曰："煎药之法，最宜深讲，药之效不效，全在乎此。夫烹饪禽鱼羊豕，失其调度，尚能损人，况药专以之治病，而可不讲乎？"所以在临证时为了保证临床用药能获得预期的临床效果，医家有必要将汤剂正确的煎煮方法详细地告知患者，确保患者能掌握煎药的正确程序。

1. 煎药器具

选择煎药器具时，应选用化学性质稳定、不易与药物发生反应且导热均匀的器皿，最好使用不锈钢锅（盆）。在煎药时千万不要使用铁锅、铝锅、铜锅等其他金属器皿。因为这些金属容易与中药成分发生化学反应，这样不仅会降低药效，还可能产生不良反应，造成严重后果。

2. 煎药用水

煎药所用的水宜洁净无杂质、没有异味，一般来说，与日常饮用的矿泉水或自来水质量相当即可，不需要追求太高的水质标准。

3. 加水多少

一般而言，头煎时加水量应考虑药材本身的吸水量，以及煎煮过程中会有一定量的水分蒸发，还要计算出煎好后的药液量。第二次和第三次加水时则需要减去药材吸水的部分。由于不同饮片的性能存在差异，火候大小也不同，所以，在实际操作时很难精确计算水量。吴老根据古籍记载、家传及自己多年临证经验总结出来的经验是，头煎时可将药材适当加压后，再加水使液面超过饮片 2～3cm 为宜。《本草纲目》云："如剂多水少，则药味不出；剂少水多，又煎耗药力也。"《本草蒙筌·总论·修合条例》曰："凡煮汤，欲微火令小沸。其水数，依方多少。大略二十两药，用水一斗，煮取四升，以此为准。然利汤欲生，少水而多取汁；补汤欲熟，多水而少取汁。"书中强调了煎药水量的重要性。

4. 煎前浸泡

大部分中药材在煎煮前，最好都用冷水浸泡 20～30 分钟，这样既可以帮助有效成分更好地溶出，也可以缩短后续的煎煮时间，避免长时间高温破坏某些有效成分。若中药材未经浸泡而直接进行煎煮，水分难以进入饮片内部，其有效成分也难于向外扩散。个别像种子、果实的饮片可在常规浸泡时间上适当延长 10 分钟左右。夏季的时候浸泡时间可适当缩短，以防药液变质。

5. 煎煮火候

煎煮中药时对火候是有要求的，火候即火力的大小及煎煮时间的长短，有"文火""武火"的区别。大多医家及医籍主张"先武后文"，吴老在结合传统及自身临床经验，要求病患在煎药时先用武火尽快将药液熬至快干，最后再用文火维持 5 分钟左右，保证熬出来的药液在 100mL 左右，小儿药液熬至 60～80mL，第二次、第三次重复上述操作。这样的煎药方法能够最大限度地使有效成分充分溶出。

6. 及时滤汁

药液煮好后要及时滤取，不能放置太久再滤取。吴老在长期临床中发现，有些患者将药煎好后不及时滤汁，以为放置一段时间再滤，其有效成分溶解会更充分（吴老比喻为当地百姓"熬酸菜汤"）。然而实际上，药物有效成分的溶解是一个动态平衡的过程，在温度降低时，有效成分又会反渗入药渣，影响最后的药效。

7. 煎煮次数

每一剂药一般可煎 3 次，有的一天内可以煎煮 4 次（依据病情而定），最少应煎 3 次。因为有效成分是先溶解在药物组织内部，然后再经过分子运动的方式扩散出来。当药物内外溶液的浓度相同时，因渗透压平衡，其有效成分就不会继续再扩散。这种情况下，只有及时将药液滤出，再重新加水煎煮，中药饮片的有效成分才会继续溶出。有实验表明，第二、第三次煎液中的有效成分也很可观，所以要多煎以充分利用药材。

8. 入煎方法

根据吴老的煎药方法，煎药时药物可群药同时入煎。因煎煮药物不是只煎煮一次，所以大多方剂中不必区分先煎与后下。但有的饮片确需用纱布包裹入煎，即"包煎"。有的饮片有绒毛，对咽喉有刺激性，易漂浮于水面而不便于煎煮（如旋覆花、辛夷花等）；有的药物则呈粉末状，煎煮后容易使煎液混浊，甚至糊锅（如蒲黄、海金沙、五灵脂、蚕砂等）；还有的饮片经煎煮后药液黏稠不便于滤取药汁者（如车前子）。以上药物入汤剂时都应当用纱布包裹入煎。

9. 特殊处理

有部分饮片与其他药物同用时，入汤剂则需做特殊处理。

（1）另煎

西洋参、人参（红参）等名贵药材与其他药物同用时，入汤剂宜另煎取汁，再与其他饮片的煎液进行兑服，防止煎出药液的有效成分被其他药材的药渣所吸附，造成此类药物的浪费、影响疗效。

（2）烊化

若鹿角胶、阿胶、龟甲胶等胶类药物与其他饮片同煎，则容易发生粘锅、熬焦或黏附于其他药材上的情况，既影响其他饮片的有效成分析出，又造成胶类药材的浪费，因此宜烊化而不宜同煎。烊化即将胶类药材放入水中或已煎好的药液中加热进行溶化。

（3）冲服

蜂蜜、三七粉、青黛等药物不宜入煎，可直接用开水或药汁冲服。

二、中药的服法

内服是临证应用中药的主要途径。口服给药的效果，除受到制剂、剂型等因素的影响外，还与服药的时间、冷热及多少等有关。

1. 服药时间

在合适的时间段服药，是合理使用中药的重要方面。然而具体的服药时间，应根据患者胃肠的情况、病情需要及药物特性来确定。常规来说，清晨空腹时，因消化道内基本无食物，所服的药物能迅速入肠发挥药效。因此，使用驱虫药治疗疾病，需要该药物在肠道内保持高浓度的有效成分，宜在清晨空腹时服药。峻下逐水剂也宜在晨起空腹时服药，这样不仅有利于药物迅速进入肠道发挥药效，还可避免夜间频频入厕，影响患者的睡眠。餐前，胃中亦空虚，攻伐药及其他治疗消化道疾病的药物在饭前服用，亦可不受食物影响，能较快进入人体肠道进而发挥药效。餐后，胃中存在较多的食物，所服药物与食物混合后，可减轻药物对胃的刺激，故对胃有刺激性的药物宜饭后服用。消食药物也亦宜在饭后服用，这样能使药物与食物充分接触，以利其充分发挥药效。然而吴老在临证中发现，无论是消食药还是常规药物，包括前面提到的攻伐药及驱虫药均应在饭后半小时温服，这样既能避免饭后马上服药影响药效发挥，还能避免药物对胃肠道刺激，引起呕吐、腹泻等各种消化道症状，进而增加患者的接受度及依从性，充分发挥疗效。正如《汤液本草》中曰："药气与食气不欲相逢，食气稍消则服药，药气稍消则进食，所谓食先食后，盖有义在其中也。"

2. 服药冷热

《素问·五常政大论》提出了"治温以清，冷而行之；治清以温，热而行之"的观点，但在实际用药过程中，仍需要根据患者的具体情况对服药的冷热进行灵活把握。一般来说，汤药多宜温服，因为中药在煎煮过程中可能会产生沉淀，而这些沉淀经过消化液的作用后，有可能被分解并被机体吸收，以发挥药效。但在有些情况下，患者可能会选择抛弃沉淀不吃，这在一定程度上影响了药物的实际利用率和效果。为了充分利用汤药中的有效成分，避免浪费，在使用汤剂时，患者需要注意趁热过滤并温服。此外，还应注意让患者服药前振荡，以免产生过多的沉淀被抛弃而影响实药物的际利用率，造成浪费。在治疗寒证和热证的过程中，则需要根据患者的具体病情调整用药。例如，治疗寒证用温热药时，患者应该热服；治疗热病用寒凉药时，需要让患者凉服，或让患者寒药热服。在使用丸、散等固体药剂时，除特别规定的情况外，一般都需要用温开水送服。这样可以帮助药物更好地溶解，有利于药物在消化道内的吸收。虽然《素问·五常政大论》提供了一个理论依据，但吴老在实际应用中，都是根据患者的具体情况进行灵活调整的，以达到最佳的治疗效果。

3. 服药多少

一般的疾病服药，基本采用每日1剂，每剂分3次服用。病情急重者，可每天分4次服用，以充分发挥药效，有利于顿挫病势。应用药力较强的攻伐药时，服药应中病而止，不必拘泥于定时服药，一般以得汗或得下为度，不必尽剂，以免因汗、下太过，损伤正气。呕吐患者服药时宜少量频服。少量则药物对胃肠道的刺激较小，不至于药入即吐；频服能保证足够的服药量。

4. 服药食忌

在服用药物的过程中，部分食物被严格禁止摄入，这一过程称为服药时的饮食限制，也被通俗地称为忌口。重视并遵守服药期间的饮食限制，已被证实为确保临床用药安全且有效的重要措施之一。吴老在临证时常对患者及跟诊医师说，"患者不忌口，医生跑断腿"。遵循服药期间的饮食限制，一般需要遵循以下三大原则。

第一，避免摄入可能干扰脾胃消化吸收功能，从而影响药物吸收的食物。在疾病期间，通常脾胃功能会有所减弱，因此需要避免摄入生冷、高脂、黏腻、腥臭和具有刺激性的食物，以免干扰脾胃功能，影响药物的吸收，降低药物的疗效。

第二，避免摄入对特定疾病不利的食物。例如，摄入生冷食物可能对寒证特别是脾胃虚寒证产生负面影响；摄入辛热食物可能对热证产生不良影响；摄入过多油脂可能导致发热增加；摄入过多食盐可能加重水肿症状以及升高血压，等等。如果在服药期间摄入这些食物，药物的疗效将会受到影响。

第三，避免摄入与所服用药物存在类似配伍禁忌的食物。例如，服用皂矾时应避免摄入茶，因为皂矾中的有效成分属于低价铁盐（硫酸亚铁），与茶中的鞣质接触，容易形成不溶于水的鞣酸铁，降低药物疗效；服用绵马贯众时应避免摄入油脂，因为绵马贯众属于脂溶性药物，肠道中脂肪过多可能导致药物被机体吸收过多，甚至引起中毒。白萝卜中含有葸物质，若与药物同服会减轻药效，故应注意。

此外，吴老在临证中还要求患者禁食所有的水果、糖类、饮料、酒类、糯食、海鲜、烧烤、杂粮、土豆等有碍脾胃及不利于病情恢复的食物。

遵循以上饮食限制原则，有助于确保药物发挥最佳疗效，减少药物不良反应，减轻胃肠道刺激，加快患者的病情恢复。

第四节　重视睡眠

吴老在临证中十分重视睡眠对疾病的影响。古代医家就认识到合理的作息对人体健康的影响，如《素问·上古天真论》云："饮食有节，起居有常，不妄作劳，故能形与神俱，而尽终其天年，度百岁乃去。"葛洪在《抱朴子·极言》中指出："定息失时，伤也。"长沙马王堆出土医书《十问》中说："夫卧非徒生民之事也，举凫、雁、肃霜（鹔鹴）、蛇檀（鳝）、鱼鳖、奘（蠕）动之徒，胥（须）食而生者，胥卧而成也……故一昔（夕）不卧，百日不复。"可见古人就认识到了生物钟的存在，生活规律破坏，起居失调，则精神紊乱，脏腑功能失常，身体各组织器官都可产生疾病。所以合理的作息才能保护大脑、调节免疫、促进发育。

现代医家也证实了生物钟对人体的影响之巨大，2017年度诺贝尔生理学和医学奖得主杰弗理·霍尔（Jeffrey C. Hall）、迈克尔·罗斯巴希（Michael Rosbash）、迈克尔·杨（Michael W.Young），以表彰他们在生物节律分子机制方面的发现，证实生物钟的紊乱，特别是熬夜对身体造成的巨大损害，甚至会导致恶性肿瘤的发生。

吴老在多年临证经验中发现睡眠不足及生物钟的破坏是导致各种疾病的重要因素，因此特别强调睡眠对于康复的重要意义，他结合我国国情及现代研究成果，建议2岁以下儿童晚

7点以前入睡；2～4岁儿童晚7点半前入睡；4～7岁儿童晚8点前入睡；7～15岁少年晚9点半前入睡；15～20岁青少年晚9点前入睡；成年人晚10点前入睡；老年人晚9点半前入睡。

参考文献

［1］吴正石，梁江.吴正石临证中药点评［M］.合肥：安徽科学技术出版社，2022.

［2］马一平.昆山历代医家录［M］.北京：中医古籍出版社，1997.

［3］白晓娟.陈民教授治疗老年失眠的用药规律及网络药理学研究［D］.辽宁中医药大学，2022.

［4］李霂，顾焕，韩斐.小儿神志与行为异常的中医认识和治疗［J］.辽宁中医杂志，2016，43（12）：2545-2547.

［5］过伟峰，曹晓岚，盛蕾，等.抑郁症中西医结合诊疗专家共识［J］.中国中西医结合杂志，2020，40（2）：141-148.

［6］祁莹，谷现恩.体外冲击波碎石术的并发症及其预防［J］.临床外科杂志，2022，（2）：112-114.

［7］朱荣欣，丁樱，吴瑞红，等.从心肾相交理论出发探析小儿遗尿症的临床诊治［J］.天津中医药大学学报，2022，41（5）：555-558.

［8］王梅，李艾琳，王昕，等.马文红治疗小儿心肾不交型遗尿的经验［J］.广西中医药，2022，45（1）：44-45.

［9］赵辨.中国临床皮肤病学［M］.南京：江苏凤凰科技出版社，2010：1032-1035.

［10］王朝霞.毛发红糠疹的中医辨治体会［J］.四川中医，

2009, 27（5）: 35-36.

[11] 关亚云. 谷维素、尼莫地平、肠溶阿司匹林预防偏头痛疗效观察 [J]. 中国医药科学，2013，3（20）: 61-62.

[12] 侯勇谋，张国泰，张大明. 临床辨证论治三叉神经痛 [J]. 中医研究，2007（10）: 57-58.

[13] 侯锐，翟新利，方剑乔，等. 原发性三叉神经痛中西医非手术诊疗方法的专家共识 [J]. 实用口腔医学杂志，2022，38（2）: 149-161.

[14] 焉双梅，张欢. 良性阵发性位置性眩晕诊断标准 [J]. 中国全科医学，2017，20（11）: 1275-1281.

[15] 公绪合，李虹伟. 老年高血压降压治疗的研究进展 [J]. 中国心血管杂志，2020，25（1）: 77-81.

[16] 张玉珍. 中医妇科学 [M]. 北京：中国中医药出版社，2002.

[17] 林修雯，吴晓牧. 吉兰 - 巴雷综合征免疫治疗研究进展 [J]. 中国神经免疫学和神经病学杂志，2022，29（3）: 246-249.

[18] 刘书平，卢祖能，肖哲曼，等. 吉兰 - 巴雷综合征病理学和免疫机制研究进展 [J]. 中国神经免疫学和神经病学杂志，2019，26（1）: 56-59.

[19] 蒋霞，黎格，杨柯，等. 民族药朝天罐提取物抗炎作用及机理研究 [J]. 时珍国医国药，2010，21（10）: 2693-2694.

[20] Gary S. Firestein . et al. Kelley's textbook of

rheumatology. 9th edition.［M］. Philadelphia：Saunders Elsevier，2013.

［21］汉·张仲景.金匮要略//闫松.中医四大名著［M］. 北京：线装书局.

［22］魏良纲，金亮，吴佳丽，等.白塞病的中医药治疗进展［J］.湖南中医杂志，2018，34（4）：170-171.

［23］李维娜，王耀献.应用施今墨对药配伍理论治疗慢性肾功能衰竭经验［J］.中医杂志，2017，58（5）：423-426.

［24］王道瑞.中医临证对药大全［M］.北京：中国中医药出版社，2019.

［25］邢良.从"肺主皮毛"论治皮肤病［D］.黑龙江中医药大学，2012.

［26］葛军波，徐永健，王辰.内科学［M］.第9版.北京：人民卫生出版社，2018.

［27］明·沈之问.解围元薮［M］.北京：中国中医药出版社，2015.

［28］刘芬芬，羊维，黄琳，等.中医学对糖皮质激素主治功效的药性认识［J］.中华中医药杂志，2015，30（4）：1268-1270.

［29］张金良，王宪波，曾辉.从中医学角度谈糖皮质激素副作用的药理机制［J］.北京中医药，2010，29（4）：276-279.

［30］雷蕾，熊维健，杨敬，等.国医大师郑新分期论治糖皮质激素在肾脏疾病应用的不良反应［J］.中华中医药杂志，2018，33（1）：139-141.

［31］Patke A，Murphy P J，Onat O E，et al.Mutation of the human circadian clock gene *CRY1* in familial delayed sleep phase disorder［J］.Cell，2017，169：203–215.e13.

［32］Morgan D，Tsai S C.Sleep and the Endocrine System［J］.Critical Care Clinics，2015，31（3）：403-418.

［33］Hirshkowitz M，Whiton K，Albert S M，et al.National Sleep Foundation's sleep time duration recommendations：methodology and results summary［J］.Sleep Health，2015，1（1）：40-43.

［34］刘枭，刘涛.吴鞠通配伍应用金银花、连翘的经验［J］.中医药导报，2016，22（3）：24-30.

［35］赵艳青，李青松，项敏泓，等.复发性口疮内服法与外治法用药比较及主要"证素""证型"的用药规律研究［J］.中华中医药杂志，2018，33（5）：2174-2183.

［36］李瑾.盐酸哌甲酯控释片与盐酸托莫西汀治疗儿童注意缺陷多动障碍对比研究［J］.中国现代药物应用，2016，10（24）：56-57.

［37］刘应科，任昕昕，方琼杰等.静宁颗粒治疗56例小儿多动症气阴两虚证临床观察［J］.湖南中医药大学学报，2016，36（4）：49-52.

［38］纪晓东，何嘉莹，赵万爽，等.针刺治疗小儿多动症30例［J］.中医临床研究，2018，27：125-127.

［39］胡绘平，厉兰.盐酸哌甲酯控释片联合地牡宁神治疗小儿注意缺陷多动障碍效果及安全性研究［J］.现代中西医结

合杂志，2018，27（5）：512-515.

［40］王青青，黄子萱，陈丹.旴江医家龚信《古今医鉴》鼻病论治特色探析［J］.江西中医药，2022，9：4-5+8.

［41］高增金.311例鼻出血（鼻衄）临床资料回顾性分析［D］.广州中医药大学.2019.

［42］郭雨薇.茅根赭石止衄颗粒治疗儿童鼻衄食火血热证的疗效观察［D］.山东中医药大学.2021.

［43］杨阳.自拟黑白煎治疗顽固性鼻出血不同证型的临床疗效观察研究［D］.成都中医药大学，2021.

［44］解鸿宇，高婷，杨骏，等.杨骏教授应用滋肾益髓法治疗亨廷顿舞蹈病经验［J］.山西中医学院学报，2018，5：58-60.

［45］罗玲玲，石学敏.小舞蹈病病因病机浅析［J］.湖南中医杂志，2013，29（12）：115-116.

［46］胡方波.中医治疗帕金森病进展［J］.实用中医药杂志，2010，26（5）：350-351.

［47］马广斌.中医治疗帕金森病（PD）探微［J］.光明中医，2015，30（3）：587-588.

［48］龚中洁，刘卓枫，余谦，等.基于中医传承辅助平台探索名老中医吴正石治疗过敏性紫癜风热伤络证的用药规律和特色［J］.贵州中医药大学学报，2023，45（3）：64-68.

［49］甘元伟，孙尚萍，梁江，等.基于数据挖掘探讨名老中医吴正石治疗湿热型结节性红斑的用药组方规律［J］.风湿病与关节炎，2022，11（9）：6-11.

［50］赵静，周梅，熊丹，等.吴正石治疗系统性红斑狼疮经验及验案举隅［J］.中国民间疗法，2022，30（4）：35-37.

［51］刘卓枫，梁江，郑腾，等.基于中医传承辅助平台分析《解围元薮》内服方剂的用药配伍［J］.时珍国医国药，2021，32（1）：251-253.

［52］郑腾，梁江，吴正石，等.基于中医传承辅助平台探讨名老中医吴正石治疗肝郁化火型失眠的用药规律［J］.贵州医药，2020，44（4）：521-524.

［53］Qiang Su，Zhuo-Feng Liu，Teng Zheng. Experience of the national-level old Chinese medicine expert WuZhengshi on syndrome differentiation and treatment of anaphylactoid purpura［J］. TMR Clinical Research 2020，3（1）：10-17.

［54］Qiang Su，Jiang Liang，Teng Zheng.Experience of the national-level old Chinese medicine Zheng-shi Wu on syndrome differentiation and treatment of Behcet's Disease［J］. TMR Aging 2019，2（1）：34-37.

［55］周谷于，吴正石，杜诚.国家名老中医吴正石教授治疗蛇串疮医案1则［J］.全科口腔医学电子杂志，2019，6（28）：160+168.

［56］万江，郑腾，吴正石，等.吴正石治疗过敏性紫癜验案一则［J］.中国乡村医药，2023，8（30）：39-40.

［57］吴国春.吴正石主任医师治疗病毒性肝炎的临床经验［J］.贵阳中医学院学报，2001（3）：9-12.

［58］张慧玲.吴正石主任医师治疗肝硬化腹水的经验［J］.

贵阳中医学院学报，1999（4）：10-11.

[59]张慧玲.吴正石老中医治验举隅[J].吉林中医药，1999（5）：48-49.

[60]龙毅峰.吴正石主任医师临证经验举隅[J].贵阳中医学院学报，1998（2）：10-11.

[61]刘卓枫.基于数据挖掘探讨名老中医吴正石治疗风热伤络证过敏性紫癜的用药规律及疗效预测分析[D].贵州中医药大学，2022.

[62]甘元伟.基于数据挖掘探讨名老中医吴正石治疗湿热型结节性红斑的用药组方规律及成分-靶点分析[D].贵州中医药大学，2021.

[63]郑腾.基于数据挖掘对名老中医吴正石治疗肝肾不足证膝骨关节炎的组方规律及"成分-靶点"分析[D].贵州中医药大学，2020.

附　跟吴正石老师随诊点滴体会

本人跟随吴老门诊三年有余，在诊疗实践中受益颇深，每于临证时记录吴老点滴经验，今有幸将所学与大家分享，以慰吴老谆谆教诲。"当好医生，先学做好人"，这是吴老对众弟子门人的首要要求，吴老强调，"医乃仁术，无德不立"，医者，治病救人者，首先要有仁爱之心，而医术是治病救人的技术，是救苦救难、为患者服务的特殊技能，如果当医生纯粹是为金钱服务，就当不了一个好医生，所以吴老在望闻问切中特别仔细，在诊疗的同时尽量减少不必要的检查，用药时也尽量使用性价比高的药物，以减轻患者的经济负担，如经常用芦根代替石斛，用茯神代替酸枣仁，用刺五加代替人参，太子参代替西洋参等。

吴老在诊治方面特别强调辨证施治，尤其要求学生对中医基础理论的学习必须牢牢掌握，深入了解，做到不仅知其然，还要知其所以然，同时辨证过程中必须全面收集患者信息，十问歌是必须掌握的知识。此外，问诊时还需要询问患者的职业和作息时间，因为有许多疾病的发生与其职业直接相关。同时，辨证方法也不拘泥于一种，要从脏腑辨证、四诊辨证、八纲辨证、经络辨证，六经辨证、三焦辨证、卫气营血辨证等角度全面考虑，不拘泥于一种，灵活应用，在临床上首先分清"寒热虚实"四个方面。其中，舌象作为中医四诊辨证中不可或缺的内容，吴老对其也有十分深刻的见解。吴老认为，"有一分白苔，就有一分寒象"，即白苔代表有湿。其次，临证中，吴老十分注重疏肝和健脾，"见肝之病，知肝传脾，当先实脾"，当代人生活压力大，生活节奏快，容易引起肝气不舒，所以吴老常用延胡索、预知子二味药物来兼顾疏肝健脾，促使病情恢复。

吴老还尤善用动物药品，以僵蚕、蜈蚣、全蝎、蝉蜕、乌梢蛇、土鳖虫、蚕砂之类居多，其中蚕砂一味药物，在皮肤病中常用以治血病、风病，能止痒，发风热于外。另外，吴老在治疗皮肤病时也遵循"血热生风，血虚生风"的中医根据。蝉蜕在皮肤病的治疗方面，吴老有其独到之处，能疏散风热于表，同时蝉蜕也可作为安神助眠药物之选，现代研究表明，蝉蜕中含有褪黑素，所以具有安眠的功效，这也是吴老的经验用药。

此外，吴老对地方草药的挖掘方面亦做出了一定的贡献，在毕节任职期间，吴老发现当地所产药物朝天罐（天香炉）对腹泻有独特的治疗功效，被发掘后，在临床推广应用，现已形成特产（道地药材）。还有对八月札的使用也十分提倡，吴老认为八月札对肝脾两脏都有益处，能起到疏肝健脾的作用，所以十分推崇。

　　吴老出身于中医世家，本科毕业于上海第二医学院，研究生毕业于贵阳中医学院，中西医皆能融会贯通，在治疗如高血压、糖尿病等疾病强调中西医结合，强调"辨病""辨证"相结合，绝不排斥西医的诊治，也常使用西药为主，中药为辅治疗高血压和糖尿病。吴老对中西医各有所长，各有所短持以科学的态度，不拘泥于中西医决然对立的看法，对西医的诊断手段不排斥，但也不主张过度检查，治疗可参考化验单，尤其对于肝功能转氨酶在治疗肝病中出现的反跳现象，需正确辨证分析；对痛风的发作情况和血尿酸数据的关联也需辨证对待。

　　同时，吴老认为，治病必须治养结合：三分靠药，七分靠养。这里"养"指的是患者与医者的配合，尤其作息时间方面，患者必须做到早睡早起，煎药方面也要结合病情，尽量保留药物有效成分，要求久煎的必须久煎，服药时间一般是饭后半小时温服，避免空腹服用对胃肠的刺激。其次是服药期间的忌口方面，尤其是皮肤病患者，吴老认为糖分的过多摄入会导致人体抵抗力下降。在很多皮肤病中，特别是瘙痒为主的疾病对异性蛋白和水果更要禁忌。总之，忌口是为了提高疗效，对容易引发旧病复发（如痛风忌海鲜和菌菇类）、使疾病加重（如风寒咳嗽，忌生冷食品）或与服药有冲突的（如贫血补血药，尽量不吃含有草酸过多的食物）相关疾病更应引起重视，在治疗期间，忌口非常有必要，但不是一概而论。

　　吴老治病的过程中还强调"天人合一"。吴老认为，人是一个有机整体，必须早睡早起，饮食起居要有规律，尤其针对学龄前儿童，一定要提倡充足的睡眠，白天尽可能少睡觉。"天人合一"强调人与大自然的和谐统一、人与环境的和谐统一，在不同气候条件下，用药亦有所不同：譬如春季多用桑叶、菊花；夏季多用藿香、荷叶；秋季多用北沙参、太子参；冬季多用干姜、附子、甘草。吴老在临证中常用杏仁、桔梗以宣发肺气，肺主一身之气，气机通畅，有利于疾病的康复。看似用药普通，但其内容机制十分深奥。

总之，吴老在临证中强调辨证细致，综合考虑，分清寒热虚实，轻重缓急，用药灵活，选药全面，不拘一格，在中医传统基础上，不守死方条法，要具体分析，遵循理论方药的概念来治病救人，对患者态度要认真。吴老经常饿着肚子给患者看病，无论何时，随到随看，急患者之所急，想患者之所想，普救天下疾苦，更是在退休后全心投入中医药事业，发光发热，带好学生，不吝教诲。"当好医生，先学做好人，只有善良的人，才能当好医生"，这一点值得我们学习一辈子。

贵州中医药大学第二附属医院周梅、李小荣

2024 年 1 月 21 日